Herpes und Gürtelrose

Simone Harland
Prof. Dr. med. Uwe-Frithjof Haustein

Herpes und Gürtelrose

Die heimliche Volkskrankheit

Urania

Die Deutsche Bibliothek – CIP-Einheitsaufnahme
Harland, Simone:
Herpes und Gürtelrose : die heimliche Volkskrankheit / Simone Harland ; Uwe-Frithjof Haustein. - Berlin : Urania, 1999
ISBN 3-332-01016-6

Umschlaggestaltung: Behrend & Buchholz, Hamburg
Titelbild: PhotoDisk
Fotos: Adobe (4), GlaxoWellcome GmbH & Co. (5), MEV (1), Photo Alto (1)
Redaktion und Produktion: MediText, Stuttgart

Druck: Magdeburger Druckerei
Printed in Germany
Gedruckt auf alterungsbeständigem Papier und chlorfrei gebleichtem Zellstoff

ISBN 3-332-01016-6

Die Autoren:
Simone Harland ist freie Redakteurin und Sachbuchautorin. Sie hat zahlreiche schulmedizinische und naturheilkundliche Ratgeber geschrieben.
Prof. Dr. med. Uwe-Frithjof Haustein lehrt an der Universität Leipzig und ist Direktor der Klinik und Poliklinik für Hautkrankheiten.

Zum gleichen Themenbereich sind im Urania Verlag erschienen:
Carsten Klemann: Chinesische Heilkunst von Akupunktur bis Tui Na. 144 Seiten, ISBN 3-332-01012-3
Ina Marsden: Im Biorhythmus zum Erfolg. Naturgemäß leben und mehr leisten, 128 Seiten, ISBN 3-332-00635-5

Abb. auf Seite 6: Elektronenmikroskopische Aufnahme eines Herpesvirus

Inhalt

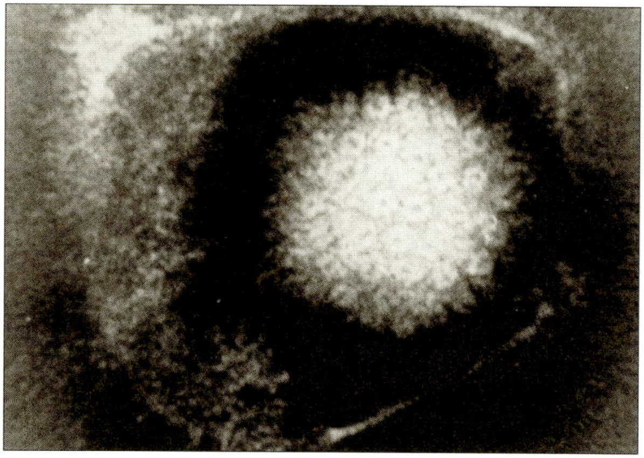

Ein paar einführende Worte

Fast jeder Mensch kommt im Laufe seines Lebens mit Herpesviren in Kontakt, viele bereits in früher Kindheit, wenn sie sich mit Windpocken anstecken. Wer das Wort Herpes hört, denkt allerdings meistens zunächst an den Lippenherpes, im medizinischen Fachjargon Herpes labialis genannt. Dass es noch weitere Erkrankungen gibt, die durch Herpesviren hervorgerufen werden, ist vielen gar nicht klar. Beispielsweise wird auch eine Geschlechtskrankheit, der so genannte Herpes genitalis, durch Herpesviren ausgelöst. Obwohl verständlicherweise nicht gern darüber geredet wird, ist diese Erkrankung gar nicht so selten. Durch bestimmte Sexualpraktiken (Oralverkehr) kann sie auch auf die Mundschleimhaut und das Gesicht übertragen werden. Weiterhin werden auch die oben bereits erwähnten Windpocken durch Viren hervorgerufen, die zur „Herpesfamilie“ zählen; in späteren Jahren können diese Viren dann die äußerst schmerzhafte Gürtelrose auslösen. Auch das Pfeiffer'sche Drüsenfieber wird durch Herpesviren hervorgerufen.

Das Heimtückische an den Herpesviren ist, dass man sie – befinden sie sich einmal im Körper – nicht wieder loswird, was dazu führen kann, dass eine Herpesinfektion (mit Ausnahme der Windpocken) wieder und wieder ausbricht. Warum genau das so ist, wie Sie sich vor Herpes labialis, Herpes genitalis und Gürtelrose schützen, welche Möglichkeiten der medizinischen Behandlung es bei Herpesinfektionen gibt und was Sie selbst im Fall einer Herpesinfektion tun können – darüber informiert Sie dieses Buch. Zudem erfahren Sie, für welche Personengruppen eine Infektion mit Herpesviren gefährlich werden kann und welche Komplikationen sie im Einzelfall nach sich zieht.

Simone Harland
Prof. Dr. med. U.-F. Haustein

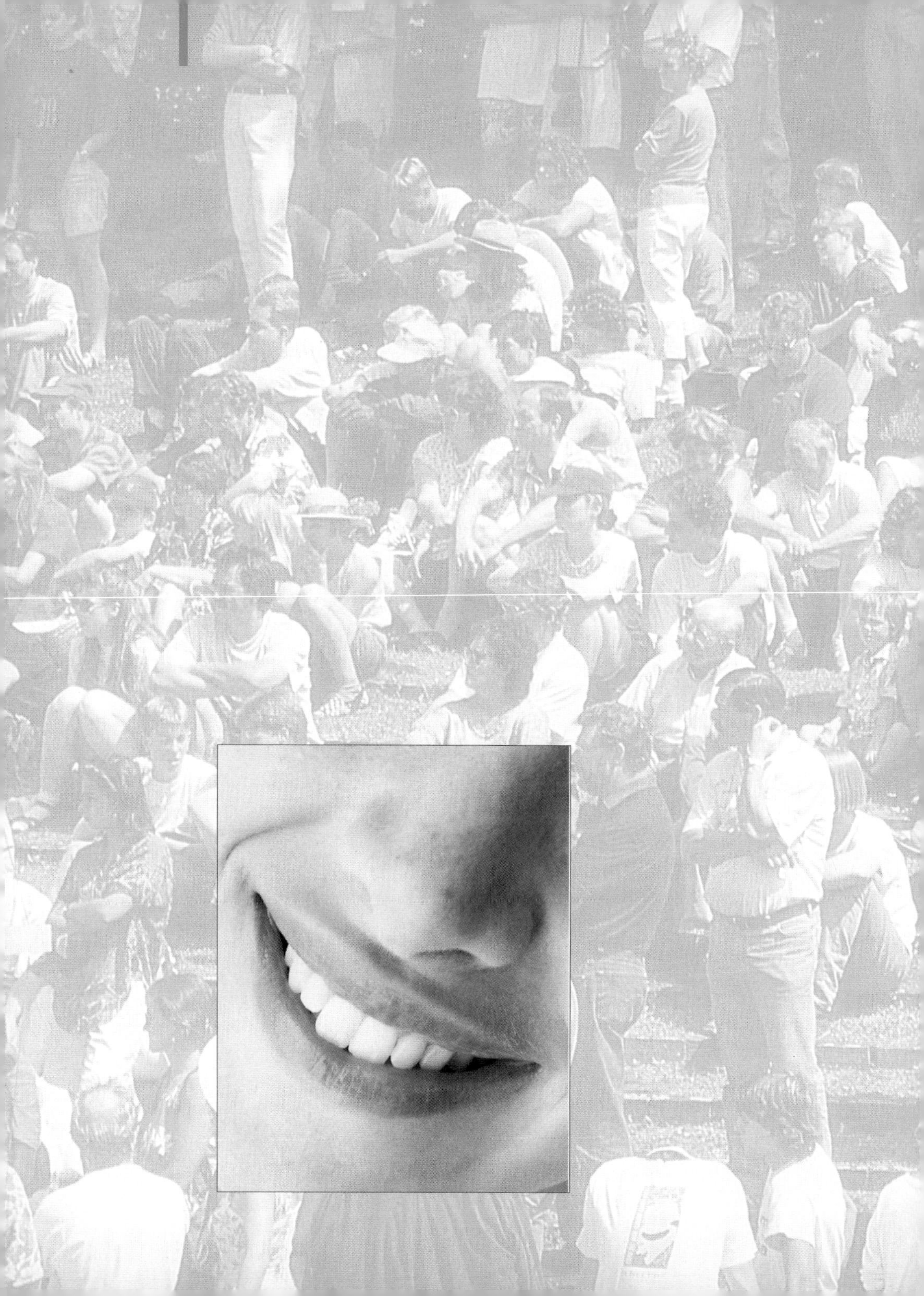

Herpes – eine Volkskrankheit

Infektionen mit den Viren, die Lippen- und Genitalherpes auslösen, sind weltweit auf dem Vormarsch: Etwa 50 % aller Menschen haben bereits im Säuglings- und Kindesalter mit dem Herpes-simplex-Virus Typ I Kontakt – dem Erreger von Lippenherpes. Unter den über 60-Jährigen sind es etwa 85 %, die das Herpes-Virus vom Typ I in sich tragen. Das heißt allerdings nicht unbedingt, dass jeder, der das Virus beherbergt, auch schon einmal an Lippenherpes erkrankt sein muss. Doch dazu später mehr.

Beim genitalen Herpes sieht die Sache zwar schon etwas anders aus, doch sind in Europa immerhin ungefähr 15 % der Gesamtbevölkerung Träger des Herpes-simplex-Virus vom Typ II, das den Herpes genitalis hervorruft. Hinzu kommt, dass durch Sexualpraktiken wie Oralverkehr das Herpesvirus vom Typ I auf die Genitalregion sowie das Herpesvirus vom Typ II auf den Mundbereich übertragen werden kann.

An Windpocken, die ebenfalls von einem Virus hervorgerufen werden, das zur Herpesfamilie gehört, erkranken etwa 90 % aller Menschen, die mit dem Erreger in Kontakt kommen. Wer eine Windpockeninfektion durchgemacht hat, kann in seinem späteren Leben – meist im fortgeschrittenen Alter – auch an Gürtelrose erkranken, denn beide Krankheiten werden durch ein und dasselbe Virus ausgelöst. Diese äußerst schmerzhafte Erkrankung bricht jedoch in der Regel nur dann aus, wenn das Immunsystem bereits geschwächt ist.

Man kann also mit Fug und Recht behaupten, dass fast jeder Mensch bereits einmal die – leider oft nur allzu unangenehme – „Bekanntschaft“ mit Herpesviren gemacht hat. Herpesinfektionen kann man also durchaus als Volkskrankheit bezeichnen.

Welche Infektionen durch Herpesviren hervorgerufen werden

Zu der Familie der Herpesviren gehören etwa 90 verschiedene Virustypen. Glücklicherweise sind nicht alle für den Menschen gefährlich, der

Manche Herpesviren befallen nur Tiere.

Großteil der Herpesviren bevorzugt Tiere als Wirt, nur einige Virustypen befallen den menschlichen Organismus.

Unangenehm, zum Teil schmerzhaft: Lippen- und Genitalherpes

Zu den Herpesviren, die beim Menschen Krankheiten verursachen, gehören vor allem Herpes-simplex-Viren vom Typ I und II. Sie rufen die zum Teil sehr schmerzhaften Bläschen an den Lippen (Typ I) bzw. den Geschlechtsorganen (Typ II) hervor. Übertragen werden die Herpesviren von Mensch zu Mensch durch Tröpfchen- oder Schmierinfektion, genauer durch den Speichel, durch Tränenflüssigkeit und durch Genitalsekrete. Das Herpes-simplex-Virus vom Typ I (HSV I) wird z. B. in der Regel dann übertragen, wenn man an ganz etwas anderes denkt als an mögliche Infektionsgefahren, nämlich beim Küssen. Das Herpes-simplex-Virus vom Typ II (HSV II) wird meistens durch Geschlechtsverkehr weitergegeben.

HSV I wird vor allem durchs Küssen, HSV II durch Geschlechtsverkehr übertragen.

Leider kann man es nicht allen Menschen ansehen, dass sie Herpesviren an andere weitergeben. Für die meisten ist zwar klar, dass sie sich mit Lippen- oder Genitalherpes bei jemandem anstecken können, bei dem die Krankheit gerade ausgebrochen ist und bei dem sich die für die Infektion so typischen Bläschen im Gesicht oder an den Geschlechtsorganen zeigen. Doch leider gibt es auch Menschen (zwischen zwei und fünf Prozent aller Erwachsenen), die äußerlich gesund erscheinen, aber dennoch Viren über ihren Speichel, ihre Tränenflüssigkeit oder das Genitalsekret ausscheiden. Manche dieser Menschen sondern die Herpesviren ihr Leben lang in unvorhersehbaren Zeitperioden ab und stecken damit ungezählte andere an, ohne es zu wissen. Diese Virusträger sind „Urheber“ von ungefähr zwei Dritteln aller Neuinfektionen mit Lippen- oder Genitalherpes.

Windpocken – verursacht durch hochansteckende Herpesviren

Auch bei den Windpocken bilden sich Bläschen auf der Haut – ein Indiz dafür, dass die Infektion ebenfalls durch ein Mitglied der Herpesfamilie ausgelöst wird. Das so genannte Varizella-zoster-Virus ist für den Ausbruch dieser als Kinderkrankheit bekannten Infektion verantwortlich. Die Windpocken sind hoch ansteckend – daher auch ihr Name: Es scheint, als ob sie allein durch den Wind übertragen werden könnten. Das ist so natürlich nicht richtig, doch können die Viren durchaus ein paar Meter Luft zwischen einem Erkrankten und einem Gesunden überwinden, sodass dieser ebenfalls die Windpocken bekommt. Nach überstandener Krankheit besteht in der Regel eine lebenslange Immunität gegenüber den Windpocken.

Gürtelrose: Nachfolger der Windpocken

Das Varizella-Zoster-Virus, das die Windpocken auslöst, ist noch für eine andere Krankheit verantwortlich: für die Gürtelrose. Bei jemandem, der bereits einmal die Windpocken hatte, können einige der Varizella-zoster-Viren im Körper verbleiben. Sie verstecken sich in sensiblen Nervenzellen so gut vor den Immunzellen, dass sie vom körpereigenen Abwehrsystem nicht ausgeschaltet werden können. Oft werden sie dann mit fortgeschrittenem Alter und/oder bei geschwächtem Immunsystem nochmals aktiv. Sie kommen sozusagen aus ihrem Versteck heraus und rufen eine weitere Erkrankung, die Gürtelrose, hervor.

Die Gürtelrose, auch Herpes zoster genannt, äußert sich durch halb gürtelförmig angeordnete Bläschen – daher rührt auch ihr Name. Sie kann sowohl an Rumpf, Beinen und Armen als auch im Gesicht auftreten. Im Gegensatz zu den Windpocken, die „nur" starken Juckreiz auslösen, äußert sich die Gürtelrose mit starken Schmerzen. Glücklicherweise ist jemand, der einmal eine Gürtelrose durchgemacht hat, im Anschluss immun gegen diese Erkrankung.

Das Epstein-Barr-Virus

Das zur Herpesfamilie zählende Epstein-Barr-Virus ruft das Pfeiffer'sche Drüsenfieber hervor.

Ebenfalls zur Familie der Herpesviren gehört das so genannte Epstein-Barr-Virus. Dieses Virus ist der Auslöser des Pfeiffer'schen Drüsenfiebers. Es wird hauptsächlich über den Speichel (etwa beim Küssen) von einem Menschen auf den anderen übertragen. Bis zur Pubertät werden etwa 50 % aller Menschen in den westlichen Industriestaaten mit dem Virus infiziert; im Erwachsenenalter sind nahezu alle Menschen mit dem Epstein-Barr-Virus in Kontakt gekommen.

Eine Infektion mit dem Epstein-Barr-Virus muss nicht notwendigerweise auch eine Erkrankung auslösen – nur etwa 25 bis 70 % aller Kinder, Jugendlichen und Erwachsenen entwickeln tatsächlich die Symptome des Pfeiffer'schen Drüsenfiebers. Diese Erkrankung tritt nach einer Inkubationszeit (Zeitraum zwischen erstem Erregerkontakt und Ausbruch der Krankheit) von vier bis acht Wochen auf. Sie äußert sich in der Regel durch eine Entzündung des Rachens, durch Fieber und die Schwellung der

Lymphknoten, manchmal auch als Hautausschlag und Leberentzündung. Kopfschmerzen und ein allgemeines Krankheitsgefühl sind für das Pfeiffer'sche Drüsenfieber ebenfalls charakteristisch. In den meisten Fällen klingt die Krankheit von selbst nach einiger Zeit wieder ab; die Rachenentzündung beispielsweise ist im Normalfall nach sieben bis 14 Tagen überwunden. Das allgemeine Krankheitsgefühl kann allerdings bis zu vier Wochen andauern. Da die Krankheit meistens einen harmlosen Verlauf nimmt, besteht die Behandlung in der Regel darin, mit Medikamenten das Fieber zu senken und die Schmerzen zu lindern.

Das Zytomegalie-Virus – gefährlich für ungeborene Kinder

Auch das Zytomegalie-Virus zählt zur Familie der Herpesviren. Eine Infektion mit diesem Virus ist für gesunde Erwachsene in der Regel harmlos, für ungeborene Kinder hingegen kann sie lebensgefährlich werden. Auch Menschen, die eine Organtransplantation hinter sich haben und deren Immunsystem geschwächt ist, können schwer erkranken. Die Infektion eines ungeborenen Kindes erfolgt während der Schwangerschaft, wenn die Mutter erstmals mit dem Zytomegalie-Virus in Kontakt kommt oder das Virus im Körper hat und es wieder aktiv wird. Zu den möglichen Folgen gehören unter anderem ein vermindertes Wachstum des Kopfes des ungeborenen Kindes sowie allgemeine Entwicklungs- und Wachstumsstörungen des Fetus. Auch Gelbsucht und bestimmte Leber- und Milzerkrankungen können beim Neugeborenen auf eine Zytomegalie-Infektion während der Schwangerschaft hindeuten. Bis zu 30 % der Babys, die sehr schwer erkrankt sind, sterben.

Eine Zytomegalie-Infektion während der Schwangerschaft kann beim Kind zu Entwicklungsstörungen führen.

Im Erwachsenenalter kann sich eine Infektion mit dem Zytomegalie-Virus unter anderem durch folgende Symptome äußern: hohes Fieber, Mattigkeit, Kopf- und Muskelschmerzen. Bei Personen, die Medikamente nehmen müssen, die die Tätigkeit des Immunsystems schwächen oder unterdrücken, können nach einer Infektion mit dem Virus schwere bis tödliche Komplikationen auftreten.

Unser Immunsystem – der beste Schutz gegen Viren

Viren – das sind winzig kleine Krankheitserreger, so genannte Mikroorganismen. Damit sie überleben und sich vermehren können, benötigen sie einen Wirt. Das können Menschen, aber auch Tiere, Pflanzen und sogar Bakterien sein. Die meisten Viren haben sich auf den Befall ganz bestimmter Zellen spezialisiert. So gibt es Viren, die die Zellen der Leber befallen, andere hingegen – wie die Herpes-simplex-Viren – suchen sich Haut- und Schleimhautzellen aus, um sich dort zu vermehren.

Wer nun allerdings denkt, dass es sich bei Viren um Lebewesen handelt, täuscht sich: Richtige Lebewesen sind Viren nicht – sie verfügen über keinen eigenen Stoffwechsel, das heißt, sie nehmen keinerlei Nährstoffe auf und scheiden auch keine Abbauprodukte aus. Sie vermehren sich auch nicht durch Teilung oder Fortpflanzung; Viren „borgen" sich die Zellen ihres Wirts, um sich vermehren zu können. Das geschieht folgendermaßen: Viren bestehen in der Regel aus einer Hülle und dem Träger ihrer Erbanlagen, der DNS (Desoxyribonukleinsäure) oder der RNS (Ribonukleinsäure). Sind sie in eine Zelle eingedrungen, bauen sie ihre Erbanlagen in die DNS dieser Zelle ein. Die Folge: Die Funktion der Zelle wird modizifiziert. Die Zelle geht nun nicht mehr ihrer eigentlichen Tätigkeit nach, sondern vervielfältigt das Erbmaterial des eingedrungenen Virus, sodass eine große Anzahl neuer Viren entsteht. Irgendwann reicht der Raum in der Zelle für die neu gebildeten Viren nicht aus, sodass sie die Viren in den Körper entlässt und gegebenenfalls selbst abstirbt. Die neu gebildeten Viren befallen ebenfalls wieder Zellen, um ihr Erbmaterial weiterzugeben und möglichst viele neue Viren zu „erschaffen". Keine Frage, dass sich solch ein Umgang mit den Zellen auf den Wirtsorganismus im Ganzen niederschlägt – die Folge der Virusinfektion ist eine Erkrankung.

Nicht alle Viren sind so rabiat, dass sie ihre Wirtszelle abtöten. Manche Viren gehen schonender mit ihren Wirtszellen um, denn schließlich werden diese benötigt, damit die Viren überleben können. Allerdings rufen auch diese Arten von Viren Veränderungen in den Zellen hervor, sodass es als Folge zum Ausbruch einer Krankheit kommt. Glücklicherweise verfügt unser Organismus über einen hervorragenden Schutz gegen die Auswirkungen einer viralen Infektion: Unser Immunsystem bekämpft die Eindringlinge auf vielfältige Weise und schaltet sie zum Teil auch aus.

Viele Viren sorgen durch ihre rasante Vermehrung dafür, dass ihre Wirtszelle abstirbt.

Wie das Immunsystem arbeitet

Dringt ein Virus in den Körper ein, wird unser Immunsystem recht schnell aktiv. Schließlich verfügt es über eine Vielzahl von Zellen, die

Die Makrophagen oder Riesenfresszellen machen ihrem Namen alle Ehre: Sie „verspeisen" mit Vorliebe Krankheitserreger.

ganz verschiedene Aufgaben, aber ein gemeinsames Ziel haben: „ungebetene Gäste" wieder „hinauszuwerfen" bzw. unschädlich zu machen.

Zu den Immunzellen, die eine wesentliche Rolle im Kampf gegen Krankheitserreger spielen, gehören vor allem die so genannten Lymphozyten sowie die Makrophagen. Die Lymphozyten werden noch einmal in so genannte T-Lymphozyten und B-Lymphozyten unterteilt. Der Name T-Lymphozyten rührt daher, dass diese Lymphozyten in der Thymusdrüse eine „Ausbildung" durchlaufen haben, während der sie gelernt haben, körpereigene Eiweiße und Zellen von körperfremden zu unterscheiden.

Die T-Lymphozyten werden nochmals unterteilt: in T-Helfer-, T-Killer-, T-Gedächtnis- und T-Suppressorzellen, unter den B-Lymphozyten gibt es die B-Gedächtnis- und die B-Plasmazellen. Das hört sich zwar zunächst kompliziert an, doch wird die Unterscheidung verständlich, wenn man mehr über die Aufgaben der einzelnen Zellen erfährt.

Die Immunzellen und ihre Funktion

Dringt ein fremder Organismus (z. B. ein Virus) in unseren Körper ein, werden meist als erstes die Makrophagen, auch Riesenfresszellen genannt, aktiv. Sie versuchen den Eindringling aufzunehmen und zu vernichten. Das gelingt allerdings oftmals nicht oder nur unzureichend, sodass die Makrophagen die T-Helferzellen zu Hilfe rufen. Diese geben Alarm, sodass auch die anderen Zellen des Immunsystems erfahren, dass ein Eindringling die körpereigenen Barrieren wie die Haut überwunden hat und nun die „Herrschaft" im Körper übernehmen will.

Zwischenzeitlich haben sich auch schon Antikörper an den Eindringling geheftet, die allen anderen Immunzellen signalisieren, dass es sich hierbei um einen körperfremden Stoff handelt, der unschädlich gemacht werden muss. Daraufhin treten die T-Killerzellen auf den Plan. Wie der Name schon sagt, handelt es sich um aggressive Immunzellen. Sie zerstören zum Beispiel Zellen, die von Viren befallen sind, um dadurch eine weitere Ausbreitung der Viren im Körper zu verhindern.

Die Aktivität der T-Killerzellen muss aber auch wieder gestoppt werden, damit sie nicht übers Ziel hinausschießen und damit beginnen, auch gesunde Zellen zu zerstören. Diese Aufgabe übernehmen die T-Suppressorzellen, die nach überstandenem Kampf mit den Eindringlingen auf den Plan treten.

Die B- und die T-Gedächtniszellen merken sich nach dem Erstkontakt mit einem körperfremden Stoff dessen Merkmale sowie die beste Abwehrstrategie. Wenn wieder ein körperfremder Stoff in den Organismus eindringt, vergleichen sie dessen Merkmale mit den von ihnen gespeicherten Eigenschaften. Stellt sich heraus, dass es ein Erreger ist, mit dem das Immunsystem bereits zu tun hatte, können sofort geeignete Gegenmaßnahmen ergriffen werden.

Die B-Plasmazellen produzieren nach erstmaligem Kontakt mit einem körperfremden Stoff so genannte spezifische, das heißt genau auf den Erreger zugeschnittene Antikörper. Diese können bei einem weiteren Kontakt mit dem Krankheitskeim sofort hergestellt werden, in Aktion treten und die Eindringlinge durch das Hervorrufen bestimmter Reaktionen unschädlich machen.

Immunzellen im Überblick

- *Makrophagen (Riesenfresszellen): vernichten Krankheitserreger und Reste von zerstörten Zellen; sind ständig im Blutstrom und der Lymphflüssigkeit unterwegs, um Krankheitskeime aufzuspüren*
- *T-Helferzellen: informieren die anderen Immunzellen, wenn ein Krankheitserreger in den Körper eindringt, insbesondere auch die B-Zellen*
- *T-Killerzellen: vernichten Krankheitserreger oder von Erregern befallene Zellen, um eine weitere Vermehrung der Erreger zu verhindern*
- *T-Suppressorzellen: unterdrücken die Aktivität der T-Killer- und T-Helferzellen*
- *T- und B-Gedächtniszellen: prägen sich die Merkmale des Erregers ein, sodass das Immunsystem beim erneuten Angriff des Erregers sofort die geeignetsten Gegenmaßnahmen ergreift*
- *B-Plasmazellen: stellen speziell auf den Erreger zugeschnittene Antikörper her, die ihn bei erneutem Eindringen sofort außer Gefecht setzen*

Wenn das Immunsystem geschwächt ist …

Leider überwinden immer wieder Krankheitserreger, darunter auch die Herpesviren, unseren natürlichen Schutzwall, das Immunsystem, und rufen Infektionskrankheiten hervor. Dafür gibt es eine Reihe von Gründen: Zunächst einmal dauert es eine Weile, bis unser Immunsystem auf das Eindringen von Krankheitserregern effektiv reagieren kann; schließlich muss erst die beste Abwehrstrategie gefunden werden – unter anderem müssen die Immunzellen passende Antikörper bilden. Hinzu kommt, dass manche Erreger so aggressiv sind oder sich so rasch vermehren, dass das Immunsystem – zumindest zu Anfang – förmlich überlaufen wird. Allerdings haben Krankheitserreger auch dann leichteres Spiel, wenn unser Immunsystem geschwächt ist. Ein geschwächtes Immunsystem ruft unter anderem häufig auch die Herpesviren auf den Plan.

Viele unserer lieb gewonnenen Gewohnheiten schaden leider unserem Immunsystem.

Die meisten von uns tun leider einiges, um ihr Immunsystem zu schwächen. So tragen zum Beispiel eine ungesunde Ernährung, übermäßiger Alkoholkonsum, ausgedehntes Sonnenbaden, Umweltschadstoffe sowie das Rauchen dazu bei, die Funktionsfähigkeit des Immunsystems zu beeinträchtigen. Auch anhaltender Stress – ob beruflich oder privat –, der nicht durch Entspannung oder sportliche Aktivität abgebaut wird, schwächt die Abwehrkräfte. Der Grund: Unter dem Einfluss von Stress wird die Tätigkeit des Immunsystems unterdrückt, damit dem Körper ausreichend Energie für die zu bewältigenden Aufgaben zur Verfügung steht. Dauerstress führt somit dazu, dass wir anfälliger für Krankheiten aller Art werden.

Natürlich können auch Krankheiten das Immunsystem negativ beeinflussen. Die meisten wissen wahrscheinlich aus eigener Erfahrung, dass sie nach einer gerade überstandenen Krankheit anfälliger für Infektionen sind. Auch Erkrankungen des Immunsystems selbst (zum Beispiel Aids) schwächen die Abwehrkräfte und machen uns damit anfälliger für Infektionen wie Lippen- und genitalen Herpes.

Bestimmte Personengruppen wie Säuglinge, Kleinkinder, aber auch ältere Menschen leiden besonders oft unter Infektionen. Das Immunsystem von Kindern muss sich zunächst erst ausbilden, bevor es richtig funktionieren kann, bei älteren Menschen lässt die Tätigkeit des Immunsystems langsam nach.

Last but not least gibt es natürlich auch Medikamente, die die Tätigkeit des Immunsystems unterdrücken. Diese so genannten Immunsuppressiva werden bevorzugt nach Organ- oder Knochenmarkstransplantationen eingesetzt, um eine Abstoßung des fremden Gewebes zu vermeiden. In gleicher Weise wirken so genannte Zytostatika, die als Zellgifte bei der Krebsbehandlung angewendet werden.

Herpesviren: „Schläfer" im Verborgenen

Herpesviren gelingt es relativ unproblematisch, unser Immunsystem zu überwinden. Das merkt man daran, dass bei nahezu allen Menschen Antikörper gegen zumindest eines der verschiedenen Herpesviren zu finden sind.

Die Viren vom Typ HSV I und II sowie das Varizella-zoster-Virus gehören in die Gruppe der DNS-Viren, das heißt, in ihrem Inneren befinden sich spiralig gewundene Ketten aus Molekülen, die die Erbinformationen des Virus tragen. Die Viren vom Typ HSV I und II sind – genau wie das Varizella-zoster-Virus – mit bloßem Auge nicht zu erkennen: Die Herpes-simplex-Viren sind nur zwischen 120 und 150 Nanometer groß (ein Nanometer = 0,000 001 Millimeter), das Varizella-zoster-Virus ist mit einem Durchmesser von 150 bis 200 Nanometern unwesentlich größer.

Der Kern, der die wertvollen Erbinformationen der Herpesviren enthält, wird durch eine Proteinkapsel (Kapsid) geschützt. Die Außenschicht der Herpesviren bildet eine Membran, die Lipide (Fett) enthält. Zwischen der Membran und dem Kapsid befindet sich das so genannte Tegument, bestehend aus viralen Eiweißstoffen, von denen man bislang nicht genau weiß, welche Aufgaben sie besitzen.

Was passiert beim Eindringen von Herpesviren in den Körper?

Herpesviren befallen zunächst die Haut- und Schleimhautzellen. Nachdem sie sich an die Zellen angeheftet haben, beginnen sie die Herrschaft über die Körperzellen zu übernehmen. Nach der Anbindung an die Zellen verschmilzt die Virushülle mit der Membran der Zelle – nur das Kapsid mit den Erbinformationen des Virus wird in die Körperzelle eingeschleust. Während dieses Vorgangs setzt das Virus bestimmte Eiweißstoffe frei, die dafür sorgen, dass die DNS mit den Erbinformationen des Virus in die DNS der Körperzelle eingebaut werden kann. Dann zerfällt das Kapsid, um die Viren-DNS freizusetzen, damit diese von der DNS der Körperzelle „aufgenommen“ werden kann.

Hat das Virus seine Erbinformationen in die DNS der Körperzelle eingebaut, kann die Zelle ihren eigentlichen Aufgaben nicht mehr nachkommen. Das Virus hat den „Oberbefehl“ über die Zelle übernommen und sorgt dafür, dass die Zelle die DNS des Virus vervielfacht (so genannte Replikation des Virusgenoms), sodass als Folge viele neue Herpesviren entstehen. Nicht nur, dass die Zelle dazu gezwungen wird, die DNS für neue Viren herzustellen, auch die Virushülle, die die Viren benötigen, um in weitere Körperzellen einzudringen, erhalten die Viren von der Körperzelle. Bei der Bildung des Viruskapsids wird dieses von der inneren Kernmembran der Körperzelle ummantelt. Im Anschluss daran werden die Viren zur

DNS-Viren sorgen dafür, dass die Wirtszelle ihre Erbinformationen unzählige Male kopiert.

Zelloberfläche geschleust und von dort freigesetzt, sodass sie ihrerseits weitere Körperzellen befallen können. Die Zelle, die zur Produktion neuer Viren gezwungen wurde, stirbt als Folge der Veränderungen nach geraumer Zeit ab. Nach einer Weile, nachdem eine Vielzahl von Zellen von Viren befallen wurde, kommt es zu den ersten Krankheitserscheinungen – die so lange anhalten, bis das Immunsystem wirksame Abwehrmechanismen in Gang gesetzt hat, um gegen die Viren anzugehen.

Wie einige Herpesviren der Körperabwehr entkommen

Zwar vernichtet das Immunsystem die meisten der in den Körper gelangten Herpesviren, sodass die Krankheitssymptome verschwinden, aber einige Viren schaffen es, den Immunzellen zu entkommen. Sie wandern in bestimmte Nervenzellen, wo sie von den Immunzellen nicht aufgespürt und unschädlich gemacht werden können. Dort nisten sie sich ein und warten auf einen Zeitpunkt, an dem sie wieder aktiv werden können. Im Gegensatz zu den Haut- und Schleimhautzellen werden die Nervenzellen zwar von den Herpesviren befallen, aber den Zellen gelingt es, die Viren in Schach zu halten. Das heißt, die Zelle kann ihre Funktionen aufrechterhalten. Diese Phase, in der Viren Körperzellen befallen, aber inaktiv bleiben, wird als Latenzphase bezeichnet. Die Viren verhalten sich sozusagen wie Schläfer im Verborgenen. Diese Phase kann sehr lange andauern – bei manchen Menschen, die mit einem Herpesvirus infiziert sind, werden die Viren nie wieder aktiv. Bei anderen hingegen dauert diese Latenzphase weit weniger lang an: Die Viren verlassen nach geraumer Zeit (nach Tagen, Wochen, Monaten oder auch Jahren) ihr Versteck in den Nervenzellen und wandern über die sensorischen Nerven zu den Haut- und Schleimhautzellen zurück. Es kommt erneut zu Krankheitssymptomen. Ein wiederholter Ausbruch einer Herpesinfektion wird als Rezidiv bezeichnet.

Herpesviren haben ein Versteck im Körper gefunden, das für die Immunzellen nicht erreichbar ist: die Nervenzellen.

Wodurch werden Herpesviren aktiviert?

Die Gründe, warum Herpesviren bei manchen Menschen wieder aktiv werden, sind bislang unbekannt. Allerdings gibt es einige Faktoren, von denen man weiß, dass sie ein Herpesrezidiv (vor allem bei Herpes labialis und Herpes genitalis) begünstigen können. Dazu zählen u. a. grippale Infekte, Fieber, Menstruation, ultraviolettes Licht sowie Irritationen der Nerven und der Haut, Ekel, psychische und seelische Traumata, aber auch die Einnahme von Immunsuppressiva, Medikamenten, die die Tätigkeit des Immunsystems schwächen bzw. nahezu vollständig unterdrücken. Bestimmte Gewebshormone, die Prostaglandine, sollen an der Reaktivierung der Viren mitbeteiligt sein. Angenommen wird deshalb, dass die Viren vor allem bei geschwächten Abwehrkräften ein Herpesrezidiv auslösen.

Herpes labialis – der Lippenherpes

Mit Herpesviren vom Typ HSV I, die den Lippenherpes auslösen, sind im fünften Lebensjahrzehnt etwa 85 % aller Menschen infiziert. Schon im Säuglings- und Kindesalter werden die Herpesviren häufig durch engen Körperkontakt der Eltern zu ihren Kindern übertragen – etwa 50 % aller Kinder bis zu sieben Jahren hatten bereits Kontakt mit dem Virus vom Typ HSV I.

Viele der infizierten Personen wissen allerdings gar nichts von ihrem „Glück", da sie noch nie unter den typischen Lippenbläschen zu leiden hatten. Dennoch können in ihrem Blut Antikörper gegen das Herpes-simplex-Virus Typ I nachgewiesen werden.

Überträger von HSV I

- *Küsse*
- *Umarmungen*
- *Händeschütteln*
- *Trinken aus dem Glas eines Infizierten*
- *Benutzung desselben Bestecks wie der Erkrankte*
- *Benutzung der Zahnbürste eines akut an Herpes labialis Erkrankten*

Übertragung von HSV I

Das Virus, das den unangenehmen Herpes labialis auslöst, wird durch direkten Kontakt mit einer infizierten Person übertragen. In der Regel kommt es allerdings nur dann zur Ansteckung, wenn der Infizierte unter einem akuten Lippenherpes leidet, also wenn sich Lippenbläschen zeigen. In manchen Fällen können jedoch auch Personen Viren übertragen, obwohl sie keine Anzeichen einer akuten Herpesinfektion aufweisen, d. h., die Viren können unvorhersehbar zu jeder Zeit abgestreift werden.

Übertragen wird HSV I – leider – meist durchs Küssen, aber auch durch einen einfachen Händedruck können Viren weitergegeben werden, die beim Berühren des Mundes an die Hände gelangt sind. Enthalten sind die Viren vor allem im Speichel, sie können aber auch in der Tränenflüssigkeit vorkommen.

Enger Kontakt zu einem Herpeskranken sollte während des akuten Stadiums der Krankheit vermieden werden.

Die Inkubationszeit, das heißt die Zeit zwischen dem ersten Kontakt mit dem Virus und dem Auftreten von Krankheitssymptomen, beträgt zwischen sieben und 14 Tagen.

Erstinfektion und Herpesrezidiv

Viele Infizierte wissen gar nicht, dass sie das Herpes-simplex-Virus I in sich tragen.

Eine erstmalige Infektion (Primärinfektion) mit HSV I wird in vielen Fällen von den Betroffenen gar nicht bemerkt, da sie symptomlos verläuft (so genannte asymptomatische Herpesinfektion). Im Anschluss daran verbirgt sich das Herpesvirus in einem Nervenknoten (Ganglion). Zu diesem Nervenknoten gelangt es über periphere Nerven.

Vor allem bei Kleinkindern (aber natürlich auch bei Erwachsenen) kommt es jedoch manchmal zu einer Entzündung der Mundschleimhaut und des Zahnfleisches sowie zur Bildung von Bläschen auf der Mundschleimhaut (so genannte Gingivostomatitis herpetica). Auch eine Rachenentzündung (Pharyngitis) kann das Anzeichen für eine Erstinfektion mit HSV I sein. Bei beiden Verlaufsformen treten meist auch Fieber, Gliederschmerzen, allgemeines Unwohlsein sowie Schwellung der Lymphknoten auf. Im Haut- und Schleimhautbereich des Mundes fließen die Bläschen nach einer Weile zu Geschwüren zusammen. Es dauert zwischen vier und 15 Tagen, bis die Bläschen auf der Haut wieder verkrusten. Nach spätestens zwei bis drei Wochen gehen alle Symptome der Herpesinfektion von selbst wieder zurück – es sei denn, es kommt zu Komplikationen, doch dazu später mehr.

Auch Personen, die das Virus bereits im Körper tragen, sind nicht vor einer erneuten Infektion (Reinfektion) mit HSV I gefeit. Sie können sich jederzeit bei einem anderen Erkrankten neu anstecken. In diesem Fall nimmt der so genannte rekurrierende (wiederkehrende) Herpes labialis jedoch meistens einen weniger schweren Verlauf, genau wie beim Herpesrezidiv.

Das Herpesrezidiv wird dadurch hervorgerufen, dass die Viren aus dem Nervenknoten durch bestimmte auslösende Faktoren (so genannte Trigger-Faktoren) reaktiviert werden. Sie wandern z. B. über den Trigeminusnerv zurück zur Körperoberfläche und lösen dort die Beschwerden aus, die typisch für den Lippenherpes sind. Zunächst macht sich ein Herpesrezidiv oft durch Juckreiz, Kribbeln oder ein leichtes Spannungsgefühl an den Lippen und/oder an Wangen und Kinn bemerkbar. Nach etwa 24 Stunden zeigen sich dann an und/oder um die Lippen herum Hautrötungen sowie leichte Schwellungen, die sich innerhalb kurzer Zeit in flüssigkeitsgefüllte Bläschen umwandeln. Werden die Bläschen nicht aufgekratzt (was man im Übrigen unbedingt vermeiden sollte!), fließen sie zusammen und verkrusten. An den betroffenen Hautstellen bildet sich die Haut neu, sodass kein Hinweis auf die Herpesinfektion zurückbleibt. Manchmal geht auch ein Gefühl allgemeinen Unwohlseins mit dem Herpesrezidiv einher.

Auslösende Faktoren für ein Rezidiv beim Herpes labialis

- *grippale Infekte*
- *Fieber*
- *UV-Strahlung*
- *Einnahme von Medikamenten, die das Immunsystem beeinträchtigen*
- *Stress*
- *Kälte, Hitze*
- *Menstruation*
- *Schwangerschaft*
- *Verletzungen körperlicher und seelischer Art (etwa durch Schrecksituationen)*
- *Erschöpfung*
- *Ekelgefühl*
- *Operationen*
- *Verbrennungen*

Wie lange ist Herpes labialis ansteckend?

Die Dauer der Ansteckungsgefahr beim Lippenherpes hängt davon ab, ob es sich bei der Infektion mit HSV I um eine Primärinfektion oder ein Herpesrezidiv handelt. Bei einer Primärinfektion werden die Viren etwa zwölf Tage lang, bei einem Rezidiv nur etwa vier Tage lang abgesondert. Ganz allgemein kann man jedoch sagen, dass eine Ansteckungsgefahr besteht, solange die Lippenbläschen zu sehen sind. Vorsicht ist besonders dann geboten, wenn die Bläschen aufplatzen, denn dann werden auch unzählige Viren freigesetzt. Auch wenn die Bläschen bereits eingetrocknet sind, besteht zumindest immer noch die Möglichkeit, dass andere infiziert werden könnten. Ein an Herpes labialis Erkrankter sollte daher engen Körperkontakt mit anderen vermeiden – und vor allem, auch wenn es schwer fallen mag, aufs Küssen verzichten. Denken Sie bitte daran, dass auch Personen, die bereits eine Infektion mit HSV I durchgemacht haben, nicht immun gegenüber diesem Virus sind, sondern sich ebenfalls erneut infizieren können.

Leider ist es nur möglich, die Ansteckung eines anderen mit HSV I zu vermeiden, wenn man selbst weiß, dass man eine Infektion durchläuft. Da sich aber in 70 bis 90 % aller Herpesinfektionen keine Symptome zeigen, der Speichel der Infizierten aber dennoch mit Herpesviren beladen ist, kann man die Ansteckung weiterer Personen nicht immer ausschließen.

Herpes genitalis – hoch ansteckende Geschlechtskrankheit

Falsche Scham ist nicht angebracht, wenn man unter genitalem Herpes leidet. Schließlich kann sich jeder mit dieser Krankheit anstecken.

Eine Infektion mit dem Herpes-simplex-Virus Typ II ist die Ursache für den genitalen Herpes, eine Krankheit, die man gern verschweigt, wird sie doch in erster Linie durch den Geschlechtsverkehr übertragen. Bei etwa 15 % der europäischen Bevölkerung – so jedenfalls entsprechende Hochrechnungen – können jedoch Antikörper gegen HSV II nachgewiesen werden. Möglicherweise sind sogar noch weitere fünf bis zehn Prozent der sexuell aktiven Bevölkerung mit diesem Herpesvirus infiziert. Frauen sind wissenschaftlichen Studien zufolge häufiger betroffen als Männer. Eine Infektion mit HSV II gehört demnach zu den am häufigsten auftretenden Geschlechtskrankheiten in unseren Breiten. Da Herpes genitalis hoch ansteckend ist, ist davon auszugehen, dass sich die Zahl der mit HSV II Infizierten noch erhöhen wird.

Der erste Kontakt mit HSV II

Im Prinzip ist jede Person im sexuell aktiven Alter gefährdet, sich mit HSV II zu infizieren. HSV II wird nahezu ausschließlich durch sexuelle Kontakte übertragen. Besonders hoch ist das Infektionsrisiko für Personen mit häufig wechselnden Sexualpartnern.

Genau wie beim Lippenherpes verläuft die Erstinfektion mit genitalem Herpes in einem Großteil der Fälle folgenlos. Das heißt, es machen sich keinerlei Krankheitssymptome bemerkbar und die Betroffenen wissen nicht einmal, dass sie mit HSV II infiziert sind. Dennoch können die Betroffenen während dieser Zeit andere mit HSV II infizieren. Im Anschluss gelingt es häufig einigen Viren, entlang der Nerven zu bestimmten Nervenknoten des Rückenmarks mit dem Namen Ganglion sacrale zu wandern. Dort verbergen sie sich vor den Immunzellen, ohne sich jedoch zu vermehren. Genau wie HSV I kann jedoch auch HSV II durch bestimmte Faktoren aktiviert werden. Nun können auch bei denjenigen, die die Erstinfektion ohne Anzeichen von Krankheit überstanden haben, Herpes-Symptome auftreten.

Symptome einer Infektion mit Herpes genitalis

Beim erstmaligen Ausbrechen der Krankheit (Mediziner sprechen hier von der Erstmanifestation) kommt es, wie beim Lippenherpes, zu Fieber, Muskelschmerzen, allgemeinem Unwohlsein und häufig auch zu Lymphknotenschwellungen. Zu den Symptomen, die den Bereich der Geschlechtsteile betreffen, gehören Juckreiz, Brennen, Schmerzen, Ausfluss aus der Vagina bzw. Absonderungen der Harnröhre, erschwertes und häufiges Wasserlassen. An den Genitalien bzw. auch im Gesäßbereich bilden sich die für eine Herpeserkrankung so typischen mit Flüssigkeit gefüllten Bläschen.

Diese Bläschen sind bei Frauen an den Schamlippen, aber auch in der Vagina zu finden. Bei etwa 80 % aller Frauen, die eine Ersterkrankung durchmachen, ist auch der Gebärmuttermund und -hals betroffen. In der Harnröhre treten ebenfalls manchmal Bläschen auf. Bei Männern zeigen sich die Bläschen vor allem an der Eichel und am inneren Vorhautblatt, aber auch am Penisstamm sowie am Hodensack sind hin und wieder Bläschen anzutreffen.

Durch Verschleppung können sich die Viren auf die Analregion ausbreiten, sodass sich auch dort bei einem Herpesrezidiv der typische Herpesausschlag bildet. Die Bläschen in der Genitalregion fließen – wie die beim Lippenherpes – nach einiger Zeit zusammen und trocknen ab. Die Krankheitsdauer beträgt zwischen 12 und 28 Tagen.

Bei Personen, die vor dem Kontakt mit HSV II bereits „Bekanntschaft" mit HSV I gemacht haben, ist der Krankheitsverlauf beim Herpes genitalis in der Regel milder und kürzer. Es zeigen sich weniger und schwächere Symptome und die Krankheit wird von den Betroffenen im Normalfall rascher überwunden.

Herpesrezidive – beim genitalen Herpes häufig

Wer bereits einmal unter den Symptomen des genitalen Herpes gelitten hat, muss leider damit rechnen, dass die Infektion wieder ausbricht. Bei etwa 90 % der Personen, die eine Ersterkrankung überstanden haben, kommt es im ersten Jahr nach der Erkrankung zum Herpesrezidiv, das heißt, die Herpes-simplex-Viren machen sich von ihrem „Versteck" in den Nervenknoten auf den Weg zu den Schleimhäuten des Genitalbereichs und lösen Krankheitssymptome aus. Damit treten Herpesrezidive beim Herpes genitalis deutlich häufiger auf als beim Herpes labialis.

Das Herpes-simplex-Virus Typ II ist wesentlich aggressiver als das Virus vom Typ I, aber letztlich für Gesunde genauso ungefährlich.

Ein Herpesrezidiv kündigt sich in der Regel vorher durch Juckreiz, Brennen oder auch durch Schmerzen an. Dann entstehen innerhalb kurzer Zeit Rötungen und Schwellungen und schließlich bilden sich die Herpesbläschen, die in der Regel aber schnel-

> **Einige auslösende Faktoren für ein Rezidiv beim Herpes genitalis**
>
> - *grippale Infekte*
> - *UV-Strahlung*
> - *hormonelle Veränderungen, etwa während der Menstruation oder Schwangerschaft*
> - *Stress*
> - *Kälte, Hitze*
> - *seelische Belastungen*
> - *starke Reizung der Genitalregion durch Geschlechtsverkehr*

ler austrocknen als bei der Ersterkrankung. In den meisten Fällen klingen die Krankheitssymptome innerhalb von acht bis zwölf Tagen wieder ab. Abgesondert werden die Viren davon etwa vier Tage lang, das heißt, während dieser Zeit besteht für Sexualpartner höchste Ansteckungsgefahr. Auch die Verwendung von Kondomen bietet keinen vollständigen Schutz vor einer Infektion, denn im Gegensatz zu Viren, die allein durch die Genitalsekrete (Sperma, Vaginalsekret) übertragen werden, können die Herpes-simplex-Viren auch durch Hautkontakt weitergegeben werden. Möglicherweise befinden sich Viren im Genitalbereich gerade an Stellen, die durch ein Kondom nicht geschützt werden.

Die genauen Ursachen, warum es zu einem Rezidiv kommt, sind genau wie beim Herpes labialis unbekannt. Doch auch beim Herpes genitalis gibt es Faktoren, die ein Rezidiv begünstigen. Dazu zählen unter anderem Reizung des Genitalbereichs, zum Beispiel durch Geschlechtsverkehr, sowie starke Sonneneinstrahlung. Vermutlich tritt ein Rezidiv besonders häufig in Zeiten auf, in denen das Immunsystem geschwächt ist.

Die Seele leidet mit

Für die Betroffenen stellt die Wiederkehr der Krankheitssymptome verständlicherweise eine große Belastung dar, auch wenn das Rezidiv beim Herpes genitalis in der Regel weitaus milder verläuft als die Ersterkrankung.

Erstens ist es den meisten peinlich, an einer Geschlechtskrankheit zu leiden, zweitens fürchten viele, von ihrem Sexualpartner wegen ihrer Erkrankung abgelehnt zu werden, und drittens besteht immer auch die Angst, den Partner anzustecken. Deshalb reagieren einer amerikanischen Studie zufolge viele Betroffene auf die ersten Anzeichen eines Rezidivs mit Verstimmungen bis hin zur Depression sowie mit Ängsten.

Obwohl Herpes genitalis meistens ungefährlich ist (von seltenen Komplikationen abgesehen), schränkt sie aus den oben genannten Gründen die Lebensqualität stark ein.

Reinfektion möglich

Personen, die bereits einmal unter Herpes genitalis gelitten haben, sollten – wie alle anderen auch – bei ihren Sexualpartnern auf Anzeichen einer Herpesinfektion im Genitalbereich achten. Der Grund: Sie können sich erneut mit Herpesviren infizieren und wieder erkranken. Wie beim Herpes labialis bietet eine überstandene Infektion leider keinen Schutz gegen eine erneute Ansteckung, auch wenn diese in den meisten Fällen einen milderen Verlauf nimmt.

Wenn Herpes genitalis im Gesicht auftritt …

Herpes genitalis ist nicht auf die Genitalregion beschränkt, die Erkrankung kann auch auf Haut und Schleimhäute im Mundbereich übergreifen. Genauso kann HSV I, das den Lippenherpes auslöst, plötzlich im Bereich des Geschlechts und des Gesäßes auftreten.

In den letzten Jahren wurden vermehrt solche „verschleppten" Infektionen festgestellt. Auch Doppelinfektionen mit beiden Virustypen kommen vor. Verursacht werden HSV-I-Infektionen im Genital- und HSV-II-Infektionen im Mundbereich in den meisten Fällen durch Oralverkehr. Dabei werden die Viren entweder vom Mund auf das Geschlechtsteil oder aber vom Genitale auf den Mund übertragen.

Gefährlich ist eine solche „verschleppte" Infektion im Normalfall nicht. Wie bei jeder Infektion mit HSV I und II bilden sich Herpesbläschen, die wieder abtrocknen und nach einiger Zeit verschwinden. Allerdings ist es den meisten Betroffenen peinlich, wenn sich herausstellt, dass sie unter Herpes genitalis im Mundbereich oder unter Herpes labialis im Genitalbereich leiden.

Frauen sind häufiger betroffen

Frauen leiden häufiger als Männer unter Herpes genitalis.

Der genitale Herpes wird bei Frauen häufiger diagnostiziert als bei Männern, allerdings nicht etwa, weil Frauen unvorsichtiger sind oder häufiger zu wechselnden Partnern sexuelle Kontakte unterhalten. Der Grund: Im weiblichen Genitalbereich treffen die Viren auf eine größere Schleimhautfläche als bei Männern, die häufig auch noch kleinere Verletzungen (verursacht etwa durch Geschlechtsverkehr) aufweist. Die Angriffsfläche für die Viren ist also weitaus größer und irgendwo findet sich fast immer ein „Schlupfloch", durch das die Viren in den Körper eindringen können. Bei Männern gestaltet sich die Infektion etwas schwieriger, dennoch ist auch für sie die Ansteckungsgefahr sehr groß, wenn sie sexuelle Kontakte zu einem Partner unterhalten, der unter einem akuten Herpes genitalis leidet. Etwa 60 bis 80 % aller Personen stecken sich in diesem Fall ebenfalls mit genitalem Herpes an.

Was Windpocken und Gürtelrose miteinander zu tun haben

Windpocken zählen zu den Krankheiten, die fast jeder bereits im Kindesalter durchmacht.

Die als Kinderkrankheit bezeichneten Windpocken und die Gürtelrose (Herpes zoster) haben eine große Gemeinsamkeit: Beide Erkrankungen werden durch ein und dasselbe Herpesvirus verursacht. Dieses Virus wird deshalb als Varizella-zoster-Virus (VZV) bezeichnet (Varizellen = Windpocken; Zoster = Herpes zoster = Gürtelrose).

Beim Erstkontakt ruft das Virus die Windpocken hervor. Nach überstandener Erkrankung bleiben meistens (wie bei allen anderen Herpesinfektionen auch) einige Viren im Körper – sie wandern in die Spinalganglien, Nervenknoten nahe des Rückenmarks, und/oder ins Trigeminusganglion im Gesicht, wo sie für die Immunzellen unauffindbar sind. Allerdings können sie reaktiviert werden, dann lösen sie den in der Regel sehr schmerzhaften Herpes zoster, die Gürtelrose, aus. Meist kommt es erst in fortgeschrittenem Alter zur Gürtelrose, wenn das Immunsystem geschwächt ist.

Sind Windpocken harmlos?

Unter den Windpocken leidet fast jeder irgendwann einmal – die meisten Menschen infizieren sich bereits als Kind mit dem Varizella-zoster-Virus. Der Grund: Die Windpocken sind hoch ansteckend – zwar wird das Virus in den meisten Fällen durch Tröpfcheninfektion von Mensch zu Mensch weitergegeben, doch kann es auch auf Staubkörnern einige Zeit überleben, sodass es sozusagen vom Wind weitergetragen und übertragen wird. Daher stammt auch die Bezeichnung Windpocken.

Nach dem Erstkontakt mit dem Erreger dauert es allerdings noch einige Zeit (zwischen zehn Tagen und drei Wochen), bis die Windpocken ausbrechen. Das erste Symptom ist meistens Fieber, doch kurze Zeit darauf bilden sich kleine rötliche Schwellungen (Papeln) auf der Haut, die sich innerhalb von 24 Stunden in kleine, flüssigkeitsgefüllte Bläschen umwandeln. Diese Bläschen lösen einen starken Juckreiz aus. Die Flüssigkeit in den Bläschen ist zunächst klar, dann trübt sie sich ein. Daraufhin trocknen die

Bläschen bald ein; es bilden sich Krusten, die nach kurzer Zeit abfallen. Werden die Bläschen nicht auf- und die Krusten nicht abgekratzt, verheilen die Windpocken, ohne dass sich Narben auf der Haut bilden.

Von den Windpocken ist die ganze Hautoberfläche betroffen; auch auf den Schleimhäuten können sich Bläschen bilden. In den ersten vier bis fünf Tagen der Krankheit kommt es immer wieder zur erneuten Bläschenbildung, sodass Papeln, frische und verkrustete Bläschen nebeneinander existieren. Ansteckend sind die Windpocken in der Regel 48 Stunden vor der Bläschenbildung bis zur Verschorfung aller Bläschen.

Für Gesunde ist die Windpockeninfektion im Normalfall eine harmlose Erkrankung, die ohne größere Komplikationen abheilt, allerdings gibt es einige Personengruppen, denen die Infektion mit VZV gefährlich werden kann.

Wann können bei Windpocken Komplikationen auftreten?

Bei Kleinkindern sind in der Regel weniger Bläschen zu finden als bei älteren Kindern und Erwachsenen. Bei ihnen nimmt die Krankheit in der Regel auch einen milderen Verlauf; bei älteren Menschen kommt es eher zu Komplikationen, die unter Umständen auch lebensbedrohlich sein können. Doch auch bei Kindern kann es in – glücklicherweise äußerst seltenen Fällen (nur bei etwa 0,1–0,2 %) – zu einer Gehirnentzündung kommen, die unter Umständen Behinderungen nach sich ziehen kann. Vor allem für Kinder im Mutterleib, Neugeborene oder Personen, deren Immunsystem z. B. durch eine Krankheit wie Aids oder durch Immunsuppressiva – Medikamente, die die Tätigkeit des Immunsystems unterdrücken – stark geschwächt ist, kann eine Windpockeninfektion jedoch sogar lebensbedrohlich sein.

Die Gürtelrose: Folge einer Reaktivierung der Viren

Nach überstandener Windpockenerkrankung entziehen sich einige Viren dem Zugriff des Immunsystems, indem sie sich in den Spinalganglien verbergen. Diese Viren warten auf ihre zweite Chance, aktiv zu werden und sich zu vermehren. Bei einer Reaktivierung rufen die Viren jedoch keine Windpocken hervor (gegen die Windpocken besteht nach überstandener Erkrankung in den meisten Fällen lebenslange Immunität), sie lösen stattdessen die äußerst schmerzhafte Gürtelrose aus.

Wird das „Windpocken"-Virus nochmals aktiv, löst es die Gürtelrose aus.

Gürtelrose: eine Erkrankung des Alters?

Die Gürtelrose (Herpes zoster) kann im Prinzip bei jedem auftreten, der eine Windpockeninfektion hinter sich gebracht hat. Allerdings kommt es meistens erst in fortgeschrittenem Alter zu einer Reaktivierung der Viren und damit auch zur Erkrankung. Warum die Viren erst nach vielen Jahren wieder aktiv werden, ist bislang unbekannt. Man weiß allerdings, dass sie vor allem dann aus ihrem „Winterschlaf" erwachen, wenn die Abwehrkräfte geschwächt sind, das Immunsystem also nicht so reaktionsfreudig ist wie sonst.

Bevor sich auf der Haut Bläschen bilden, kommt es bei der Gürtelrose zu heftigen Nervenschmerzen.

Das Auftreten des Zoster wird nicht nur beim Vorliegen chronischer Infektionskrankheiten, nach Verbrennungen, chirurgischen Operationen, durch Zuckerkrankheit und Alkoholmissbrauch begünstigt, sondern auch durch bösartige Erkrankungen, die zum Teil dem Patienten bisher noch nicht bekannt waren.

Der Arzt ist daher gut beraten, die Gürtelrose als einen Mahner anzusehen, um nach einem bösartigen Tumor wie Karzinomen der inneren Organe oder des Blut bildenden Systems zu fahnden.

In ungefähr 5 % der Fälle kann eine relativ frühe Diagnose derartig unerfreulicher bösartiger Erkrankungen gestellt und eine sofortige Behandlung eingeleitet werden.

Besonderes Kennzeichen der Gürtelrose: starke Schmerzen

Das erste Anzeichen für Herpes zoster sind starke Schmerzen, die in der Körperregion auftreten, in die die Viren nach ihrer Ruhephase wandern. Sie gelangen entlang der Nervenbahnen in das Versorgungsgebiet des Nervenknotens, in den sie sich zurückgezogen hatten. In den meisten Fällen ist dies der Bereich um die Körpermitte, aber auch der Brustkorb sowie das Gesicht (hier die Versorgungsbereiche des Trigeminusnervs) können betroffen sein.

Die Schmerzen, die durch eine Entzündung der Nerven bedingt sind, können bis zu drei Tage lang anhalten, ohne dass es zunächst zu weiteren Krankheitssymptomen kommt. Dann jedoch zeigen sich Hautrötungen und Papeln in der betroffenen Körperregion, die sich rasch in flüssigkeitsgefüllte Bläschen umwandeln. Diese Bläschen entwickeln sich schließlich zurück und verkrusten. Bei manchen Betroffenen dauert dies nur etwa 7–14 Tage, andere hingegen leiden bis zu vier Wochen unter den Bläschen. Typisch für Herpes zoster ist zudem, dass die Bläschen in der Regel auf eine Körperseite beschränkt

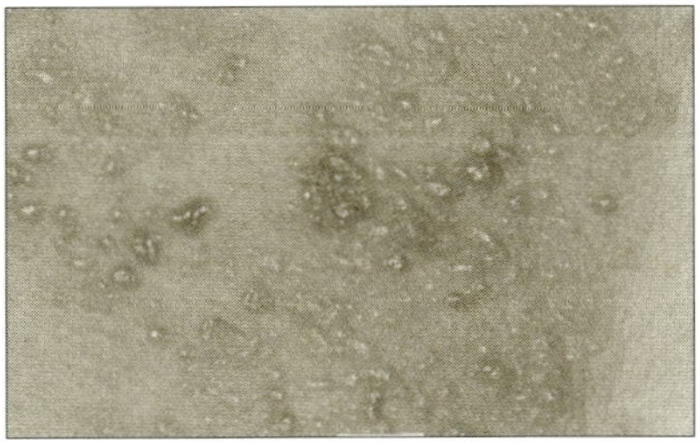

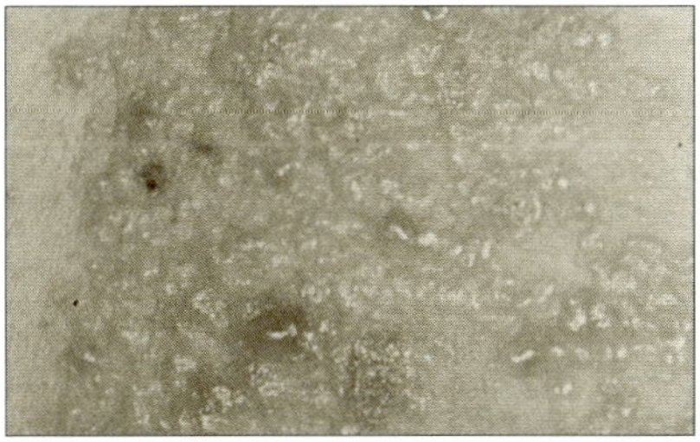

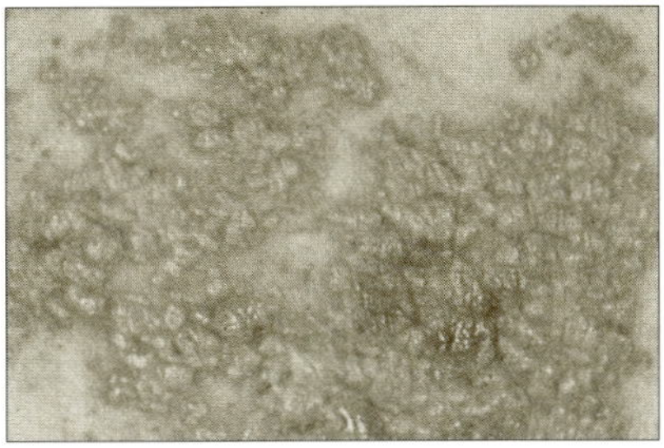

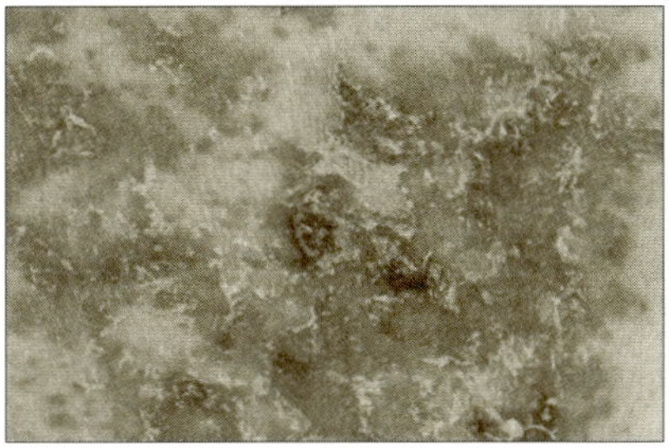

Abb. links oben: Hautbefund bei einem Herpes-zoster-Patienten am zweiten Tag. Zu sehen sind nur gruppierte Bläschen auf gerötetem Grund.
Abb. rechts oben: Hautbefund desselben Patienten am dritten Tag.
Abb. links unten: Am fünften Tag zeigt sich eine beginnende Eintrocknung.
Abb. rechts unten: Am achten Tag ist die fortgeschrittene Verkrustung erkennbar.

sind. Nur in ganz seltenen Fällen treten sie beidseitig auf. Leider ist für viele die Krankheit mit dem Verschwinden der Bläschen immer noch nicht überstanden. Bei einer Reihe von Patienten halten die Nervenschmerzen trotz überstandener Infektion noch Wochen oder Monate an (so genannte postzosterische Neuralgie). Auch berichten viele von Taubheitsgefühlen in der betroffenen Körperregion. Vor allem ältere Menschen klagen auch nach der Erkrankung über anhaltende Schmerzen, während Kinder und jüngere Erwachsene wesentlich seltener darunter zu leiden haben. Diese Nervenschmerzen schränken verständlicherweise die Lebensqualität der Betroffenen stark ein. Ansteckend ist Herpes zoster allerdings – soweit man weiß – nicht. Die Erkrankung wird allein durch reaktivierte Varizella-zoster-Viren hervorgerufen. Allerdings können Personen, die noch keine Windpocken hatten, durch den Kontakt mit einem Gürtelrose-Patienten, bei dem die Bläschen „erblüht“ sind, Windpocken und vielleicht in späteren Jahren ebenfalls Gürtelrose bekommen.

Herpesviren – eine Gefahr für viele

Während alle hier vorgestellten Herpesviren bei gesunden Erwachsenen und Kindern Erkrankungen hervorrufen, die im Normalfall einen harmlosen Verlauf nehmen, kann eine Infektion mit einem Herpesvirus für bestimmte Personengruppen äußerst gefährlich, ja sogar lebensbedrohlich sein. Besonders riskant sind Herpes-simplex- sowie Windpockeninfektionen für Neugeborene. Sie besitzen noch kein funktionsfähiges Immunsystem und so haben die Herpesviren leichtes Spiel und befallen unter Umständen nicht nur bestimmte Hautbereiche, sondern auch innere Organe und das zentrale Nervensystem. Infolge einer Windpockeninfektion kurz nach der Geburt versterben bis zu 30 % der betroffenen Babys. Auch ein genitaler Herpes, der während der Geburt von der Mutter auf das Kind übertragen werden kann, führt in bis zu 40 % der Fälle zum Tod der Neugeborenen. Doch auch schwere Behinderungen infolge einer Infektion mit Herpesviren während oder kurz nach der Geburt sind nicht selten.

Neugeborene müssen in jedem Fall vor einer Herpesinfektion geschützt werden. Personen, die unter einer akuten Herpesinfektion leiden, sollten die „Besichtigung" des Babys lieber verschieben.

Bei Schwangeren, die noch keine Windpocken durchgemacht haben, kann eine Infektion mit dem Varizella-zoster-Virus in den ersten drei Schwangerschaftsmonaten unter Umständen zu Missbildungen beim oder sogar zum Tod des ungeborenen Kindes führen.

Alle genannten Infektionen mit Herpesviren stellen zudem für Personen mit einem stark geschwächten Immunsystem (zum Beispiel als Folge von Aids oder der Einnahme von Immunsuppressiva nach einer Organtransplantation) eine große Gefahr dar, denn bei ihnen kommt es häufiger zu schwerwiegenden Komplikationen. Vielfach breiten sich die Viren im gesamten Körper aus und befallen innere Organe sowie das zentrale Nervensystem und manchmal sogar das Gehirn.

Die durch Herpesviren hervorgerufenen Erkrankungen können im Einzelfall auch einen tödlichen Verlauf nehmen, weshalb sich Personen mit schwachem Immunsystem so weit wie möglich vor Herpesinfektionen schützen sollten.

Komplikationen bei Herpesinfektionen

Im Normalfall sind Herpesinfektionen zwar unangenehm, aber harmlos; mit Ausnahme der Gürtelrose rufen sie zudem keine größeren Schmerzen hervor. Manchmal können jedoch Komplikationen auftreten, die nicht auf die leichte Schulter zu nehmen sind. Insbesondere bei Personen mit einem geschwächten Immunsystem bzw. bei Neugeborenen, deren Immunsystem noch nicht ausgebildet ist, können sich solche Komplikationen entwickeln.

Wenn Herpes-simplex-Infektionen auf die Augen übergreifen …

Eine große Gefahr stellt eine Infektion der Augen durch Herpes-simplex-Viren dar, denn unter Umständen kann sie die Erblindung nach sich ziehen. Ins Auge gelangen die Herpes-simplex-Viren in der Regel durch so genannte Schmierinfektionen. Werden die Bläschen bei einer Herpeserkrankung aufgekratzt, werden Herpesviren freigesetzt, die sich an die Fingerkuppen heften oder unter den Fingernägeln ansammeln. Doch auch durch bloße Berührung der Bläschen gelangen manchmal bereits Viren an die Finger. Fasst sich der Erkrankte nun an seine Augen oder setzt seine Kontaktlinsen ein, werden die Viren auf die Augenhornhaut bzw. die Bindehäute der Augen übertragen. Nun kann sich auch im Auge eine Herpesinfektion entwickeln.

Doch nicht immer ist eine Schmierinfektion Schuld an der Herpeserkrankung des Auges. Manchmal wandern reaktivierte Viren aus dem Trigeminusganglion über Nervenbahnen direkt zu den Augen und rufen eine Herpesinfektion hervor.

Wenn die Hornhaut der Augen mit Herpesviren infiziert wird, gehören Schmerzen und ein Fremdkörpergefühl im Auge zu den ersten Symptomen. Auch Sehstörungen und Lichtempfindlichkeit sowie die Entzündung der Bindehäute mit vermehrtem Tränenfluss treten als Anzeichen einer Herpesinfektion auf. Schließlich bilden sich auf der Hornhaut einige der typischen Herpesbläschen, die zwar wieder abheilen, aber Narben hinterlassen können, die letztendlich zur Erblindung führen können.

Auch nach überstandener Infektion gibt es noch kein Aufatmen: vielfach sind bei einem Herpesrezidiv durch reaktivierte Viren die Augen nämlich wieder mitbetroffen.

Herpesinfektionen stellen für die meisten Menschen kein Risiko dar.

Der Befall innerer Organe durch Herpes-simplex-Viren

Gelangen Herpes-simplex-Viren ins Blut, befallen sie auch die inneren Organe. Allerdings kommt dies glücklicherweise selten vor – Personen mit einem intakten Immunsystem bleiben davon meistens verschont, bei Personen, deren Abwehrkräfte stark geschwächt sind, kommt es im Einzelfall zu einem Befall der Organe. Betroffen sind meistens die Speiseröhre, die Lunge sowie die Leber.

In die Speiseröhre gelangen die Viren meistens infolge einer Racheninfektion durch Herpes-simplex-Viren, die manchmal bei einer Erstinfektion auftritt. Aber auch reaktivierte Viren können sich in die Speiseröhre „verirren" – sie wandern über den Vagusnerv zu den Schleimhäuten der Speiseröhre. Dort rufen sie eine Entzündung hervor, die sich unter anderem durch Schluckbeschwerden und Schmerzen äußert. Eine solche Herpesinfektion der Speiseröhre kann in der Regel relativ problemlos behandelt werden.

Herpes-simplex-Viren können unter Umständen eine gefährliche Lungenentzündung hervorrufen.

Befallen Herpes-simplex-Viren Luftröhre und Bronchien, kommt es infolge einer weiteren Ausbreitung der Viren in sehr seltenen Fällen zu einer so genannten HSV-Lungenentzündung (HSV-Pneumonie). Eine solche Erkrankung nimmt ohne Behandlung bei Personen mit stark geschwächten Abwehrkräften in vielen Fällen einen tödlichen Verlauf.

Wenn die Leber mit Herpes-simplex-Viren infiziert ist, tritt als Folge eine Leberentzündung (Hepatitis) auf, die sich in erster Linie durch Fieber und durch veränderte Blutwerte äußert.

Auch andere Organe können in äußerst seltenen Fällen von Herpes-simplex-Viren befallen werden. Sind mehrere Organe betroffen, spricht man auch von einer systemischen oder generalisierten Herpesinfektion. Allerdings kommt auch dies nur in Einzelfällen vor.

Ausbreitung einer Herpes-simplex-Infektion auf die gesamte Haut

Die Herpes-simplex-Viren besiedeln – wenn sie können – nicht nur die Mund- und die Genitalregion, sie breiten sich auch über andere Hautbereiche aus, wenn diese mit dem Erreger in Kontakt kommen. Eine Herpesinfektion, bei der weitere Hautregionen betroffen sind, wird auch als Herpes gladiatorum bezeichnet. Der Grund: Bei Ringkämpfern, die mit ihrem (möglicherweise herpesinfizierten) Gegner während der Kämpfe in engen Kontakt kommen, wurden unter anderem Herpesinfektionen am Brustkorb beobachtet.

Erkrankungen des Gehirns infolge von Herpesinfektionen

Als besonders gefürchtete Komplikation gilt die Infektion des Gehirns mit Herpes-simplex-Viren, denn die Viren können eine Gehirnentzündung (Enzephalitis) hervorrufen, die noch heute einen tödlichen Verlauf nehmen kann. Glücklicherweise tritt diese Komplikation nur äußerst selten auf.

In ca. 95 % aller Fälle löst das Herpes-simplex-Virus vom Typ I die Gehirnentzündung aus. Oft wird die Enzephalitis durch reaktivierte Viren verursacht, die vom Trigeminusganglion ins zentrale Nervensystem und damit auch zum Gehirn wandern. Doch auch eine Primärinfektion kann unter Umständen eine Enzephalitis nach sich ziehen – zumindest hat man dies bei Kindern und Jugendlichen festgestellt.

Zu den ersten Symptomen für eine Gehirnentzündung gehören ein plötzlicher Anstieg der Körpertemperatur, heftige Kopfschmerzen sowie schmerzende Glieder und Nackensteife. Im Anschluss daran treten in der Regel Ausfallerscheinungen auf, zum Beispiel beim Sprechen. Unbehandelt führt die Krankheit in einem Großteil der Fälle zum Tode. Beim ersten Verdacht auf eine Gehirnentzündung, die durch Herpesviren ausgelöst wurde, muss daher unbedingt und umgehend eine Therapie eingeleitet werden. Leider sterben auch heute noch immer Personen trotz Behandlung an der Herpesenzephalitis; manche behalten irreparable Gehirnschäden bei.

Treten die eben genannten Symptome während einer Windpockeninfektion auf, sollte man ebenfalls stutzig werden. Denn auch das Varizella-zoster-Virus ruft in seltenen Fällen eine Gehirnentzündung hervor, die unbedingt der ärztlichen Behandlung bedarf.

Auch zu einer Hirnhautentzündung (Meningitis) kann es im Rahmen von Herpes-simplex-Infektionen kommen – jedoch auch nur in Einzelfällen. Meistens tritt eine Meningitis während des Erstausbruchs eines genitalen Herpes auf. Die Hirnhautentzündung macht sich ebenfalls mit Fieber und Kopfschmerzen sowie zudem mit erhöhter Lichtempfindlichkeit bemerkbar. Glücklicherweise heilt diese HSV-Meningitis unter der Therapie meistens aus – nur selten bleiben Spätfolgen zurück.

Eine im schlimmsten Fall tödliche Komplikation ist die Gehirnentzündung.

Sekundärinfektionen – eine Gefahr bei allen Herpeserkrankungen

Wer eine Verletzung hat, achtet darauf, dass keine Krankheitserreger in die Wunde geraten. Schließlich kann es sonst zu einer Entzündung oder einer anderen Komplikation kommen. Viele Menschen, die unter Herpes, Windpocken oder Gürtelrose leiden, manipulieren an den Bläschen herum: Sie versuchen sie aufzukratzen oder aufzudrücken. Dadurch besteht jedoch wie bei einer Verletzung die Gefahr, dass weitere Krankheitserreger in die Wunde geraten. Die Folge können zusätzliche bakterielle oder Pilzinfektionen sein. Verständlich, dass eine solche Sekundärinfektion den Abheilungsprozess der Bläschen verlangsamt und es eventuell sogar noch zu Komplikationen kommen kann, zum Beispiel wenn die Erreger ins Blut gelangen und zu anderen Organen geschwemmt werden.

Daher lautet die Devise, die Bläschen möglichst gar nicht zu berühren. Denn an den Fingern befinden sich eine Unzahl von Krankheitskeimen, die nur darauf „lauern", den menschlichen Körper angreifen zu können. Auch an gewaschenen Händen finden sich noch immer Bakterien!

Wenn eine harmlose Kinderkrankheit gefährlich wird …

Auch die Windpocken können unter Umständen gefährlich werden. Neben einer Gehirnentzündung kann es zu einer Lungenentzündung, der Varizellen-Pneumonie, kommen. Meistens sind es Erwachsene, die von einer solchen Lungenentzündung betroffen sind. Zu den ersten Symptomen einer Varizellen-Pneumonie kommt es einige Tage nach Ausbruch der Windpocken. Sie äußert sich vor allem mit Fieber, Atemschwierigkeiten sowie Brustschmerzen. Bei diesen Krankheitszeichen sollte unbedingt der Arzt gerufen werden. Auch nach Abklingen der Windpocken kann die Lungenfunktion noch einige Zeit eingeschränkt bleiben. Ebenso können die Windpocken im Einzelfall Nierenentzündungen, eine Entzündung des Herzmuskels sowie der Gelenke nach sich ziehen.

Eine Schwangere, die noch keine Windpocken hatte, sollte sich unbedingt vor Ansteckung schützen.

Besonders gefährdet sind Neugeborene, die während oder kurz nach der Geburt mit Windpocken infiziert werden. Sie verfügen über keinerlei Abwehrkräfte, sodass die Windpockeninfektion alle Organe betreffen kann. In etwa einem Drittel der Fälle führen die Windpocken deshalb zum Tod des Neugeborenen.

Komplikationen beim Herpes zoster

Genauso wie bei den anderen Herpesinfektionen treten im Einzelfall auch bei der Gürtelrose Komplikationen auf. Vor allem Personen, die unter einer Immunschwäche leiden, sind davon betroffen.

Zoster ophthalmicus

Gefährlich kann vor allem der Zoster im Gesichtsbereich werden. Ist der erste Ast des Trigeminusnervs betroffen, werden die Augen in Mitleidenschaft gezogen (so genannter Zoster ophthalmicus). Dabei besteht – genau wie bei einer HSV-Infektion der Augen – die Gefahr der Erblindung. Denn es können sich Bläschen auf der Augenhornhaut bilden, die die Hornhaut anhaltend schädigen, wodurch das Sehvermögen beeinträchtigt wird. Ein Zoster ophthalmicus macht sich – neben den bei jeder Gürtelrose auftretenden starken Nervenschmerzen – hauptsächlich durch ein Fremdkörpergefühl im Auge, durch erhöhte Lichtempfindlichkeit und manchmal durch Sehstörungen bemerkbar.

Zoster oticus

Auch die Ohren können bei einem Zoster im Gesichtsbereich in Mitleidenschaft gezogen werden (Zoster oticus). Die Diagnose ist jedoch nicht so einfach, wenn sich auf der Gesichtshaut keine der charakteristischen Bläschen zeigen. Stattdessen findet man den Hautausschlag oft im Gehörgang. Die starken Schmerzen sind jedoch wie bei jeder Form der Gürtelrose vorhanden. Zu den weiteren Symptomen des Zoster oticus zählen Störungen des Gleichgewichts sowie Schwindelgefühle, denn im Ohr befindet sich der menschliche „Gleichgewichtsapparat", der durch die Krankheit in Mitleidenschaft gezogen werden kann.

Wird der Zoster oticus nicht erkannt und behandelt, besteht immer die Gefahr von Schwerhörigkeit und Ertaubung. Auch kann es zur Lähmung eines Teils des Gesichts kommen (Fazialislähmung). Denn bei einem Zoster oticus ist der sensorische Ast des Fazialisnervs betroffen, der zahlreiche Gesichtsmuskeln versorgt. Glücklicherweise ist die Lähmung in den meisten Fällen nur vorübergehend, manchmal geht sie allerdings nicht vollständig zurück.

Zoster generalisatus

Bei Personen mit schwachem Immunsystem kann sich das Varizella-zoster-Virus im Einzelfall im gesamten Organismus ausbreiten. Die Folge: Am ganzen Körper kommt es zu dem heftig schmerzenden Bläschenausschlag, der schon fast dem Ausschlag ähnelt, der bei Windpocken auftritt.

Die postzosterische Neuralgie

Auch nach Abklingen der Krankheit können die starken Schmerzen, die mit dem Bläschenausschlag begannen, anhalten. Diese postzosterische Neuralgie gehört zu den häufigsten Komplikationen des Herpes zoster. Sie tritt bei über 50 % der Betroffenen über 50 Jahre auf.

Beim Herpes zoster können unter Umständen Augen und Ohren in Mitleidenschaft gezogen werden.

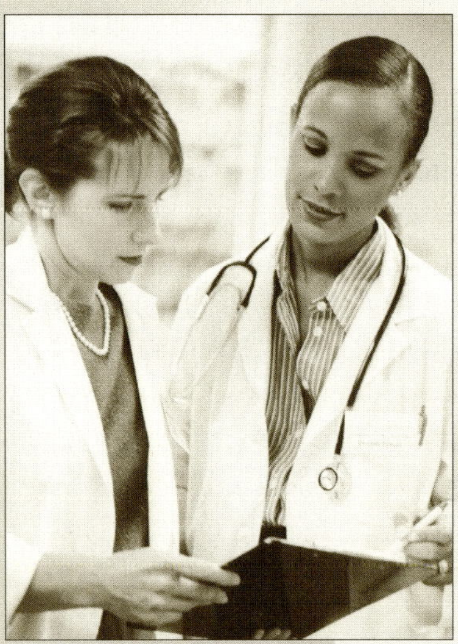

Wie Herpes diagnostiziert und behandelt wird

Wenn sich zum ersten Mal Bläschen auf der Haut zeigen, die von einer Herpes-simplex-Infektion herrühren, erschrecken sich viele Betroffene zunächst einmal – vor allem, wenn die Bläschen in der Genitalregion auftreten. Auch die Schmerzen, die eine Gürtelrose schon vor Ausbruch der Bläschenbildung hervorruft, machen den meisten Patienten Angst. Schließlich wissen die Betroffenen in der Regel nicht, wodurch die Bläschen bzw. die Schmerzen verursacht wurden.

Beim Verdacht auf Herpes zum Arzt!

Der erste Gang führt die meisten an einer Herpesinfektion Erkrankten aus den oben genannten Gründen zum Arzt. Doch auch all diejenigen, die bereits den Verdacht haben, dass es sich bei ihrer Krankheit um eine Herpesinfektion handelt, sollten den Arzt aufsuchen. Selbst wenn die meisten Herpesinfektionen einen harmlosen Verlauf nehmen, könnten doch im Einzelfall Komplikationen auftreten. Nur der Arzt kann zudem die richtige Diagnose stellen und Medikamente verschreiben, die den Betroffenen helfen bzw. verhindern, dass es zu Komplikationen kommt.

Auch bei Verdacht auf eine Windpockenerkrankung sollte der Arzt konsultiert werden, denn nur er kann mit Sicherheit feststellen, dass es sich wirklich um die Windpocken und nicht um eine andere Krankheit handelt. In jedem Fall sollten die Patienten bzw. die Eltern des betroffenen Kindes – falls möglich – bereits bei der telefonischen Vereinbarung eines Arzttermins mitteilen, dass der Arzt wegen des Verdachts auf Windpocken aufgesucht werden soll. Die Arzthelferinnen wissen dann, dass der Erkrankte sich besser nicht ins Wartezimmer setzt, weil er womöglich andere Patienten mit den Windpocken anstecken könnte.

Wer schon häufiger unter Lippenherpes oder Herpes genitalis gelitten hat, kennt die „Vorboten" und die Symptome in der Regel ganz genau und weiß oft schon, was er tun kann,

Die meisten Medikamente gegen Herpesinfektionen sind rezeptpflichtig. Allein deswegen muss schon der Arzt aufgesucht werden.

um die Symptome zu lindern. Dennoch kann es auch bei einem Herpesrezidiv sinnvoll sein, zum Arzt zu gehen. Schließlich kommt es oft zu Sekundärinfektionen mit Bakterien oder anderen Krankheitserregern, gegen die unbedingt etwas unternommen werden muss, um weitere Erkrankungen zu verhindern bzw. Haut- und Schleimhautschäden zu vermeiden. Auch Schmierinfektionen, durch die Herpesviren weitere Bereiche des Körpers (etwa die Augen) befallen, treten hin und wieder auf, wenn der Patient es an Hygiene mangeln lässt. Dadurch können Komplikationen ausgelöst werden, die bei einer vorhergehenden Herpeserkrankung noch nicht auftraten und einer besonderen Behandlung bedürfen.

Kein Arzt wird Sie „schief" ansehen, wenn Sie ihn wegen einer genitalen Herpesinfektion aufsuchen!

Es sollte auch niemandem peinlich sein, den Arzt wegen eines genitalen Herpes aufzusuchen. Herpes genitalis bzw. eine Herpesinfektion durch das Herpes-simplex-Virus vom Typ I kann schließlich jeden treffen. Zudem sind genitale Herpeserkrankungen gar nicht so selten.

Vielleicht fragen Sie sich jetzt noch, welche Ärzte für die verschiedenen Herpesinfektionen zuständig sind. Bei Verdacht auf eine Herpes-simplex-Infektion empfiehlt sich ein Besuch beim Hautarzt (Dermatologen). Viele Hautärzte sind zudem Spezialisten für Geschlechtskrankheiten, was besonders für die Diagnostik und Behandlung des genitalen Herpes von Vorteil ist. Selbstverständlich können Sie mit jeder Herpesinfektion auch einen Allgemeinmediziner aufsuchen. Bei Windpocken und Gürtelrose führt die meisten Menschen der Weg sowieso zum Hausarzt bzw. Kinderarzt, da sie sich über die Art der Erkrankung noch nicht im Klaren sind und daher noch keinen Spezialisten konsultieren können.

Wie der Arzt Herpes feststellt

Eine Infektion mit Herpes-simplex-Viren bietet oft ein so charakteristisches Bild, dass sie vom Arzt ohne weitere Laboruntersuchungen diagnostiziert werden kann. Das typische Aussehen der Bläschen und die befallenen Körperregionen (Geschlechtsteile, Lippen) geben dem Arzt meistens genügend Hinweise. In weniger eindeutigen Fällen sind jedoch Laboruntersuchungen notwendig. Dazu muss ein Abstrich der Bläschenflüssigkeit genommen und entsprechend präpariert werden. Verschiedene Diagnoseverfahren können Aufschluss darüber geben, ob und um welchen Typ des Herpes-simplex-Virus es sich handelt. Manchmal sind auch Blutuntersuchungen notwendig, um eine HSV-Infektion eindeutig zu diagnostizieren. Denn schließlich bildet das Immunsystem spezifische Antikörper, die im Blut mittels spezieller Untersuchungsmethoden nachgewiesen werden können.

Bei Windpocken ist die Diagnose im Regelfall nicht besonders schwierig. Allein der charakteristische Ausschlag sowie die mit ihm einhergehenden Symptome (Juckreiz) sind für den Arzt meistens ausreichend, um eine eindeutige Diagnose zu stellen.

Auch die meist einseitig auftretenden Bläschen bei der Gürtelrose sowie die starken Nervenschmerzen sorgen dafür, dass die Krankheit in der Regel rasch erkannt wird. Wenn der Patient wegen seiner starken Schmerzen allerdings zum Arzt geht, bevor sich der Hautausschlag zeigt, ist die Diagnosestellung äußerst schwierig. Das kann dazu führen, dass zunächst Fehldiagnosen gestellt werden, doch nach Auftreten der Bläschen ist es normalerweise eindeutig, dass es sich um eine Gürtelrose handelt. Manchmal muss zur Bestimmung des Krankheitserregers jedoch auch hier ein Abstrich genommen bzw. eine Blutuntersuchung durchgeführt werden, zum Beispiel um den Herpes zoster gegen eine Infektion mit Herpes-simplex-Viren abzugrenzen.

Warum Virusinfektionen schwer zu behandeln sind

Bei Viren handelt es nicht um Lebewesen im eigentlichen Sinne. Sie benötigen eine Wirtszelle, um sich zu vermehren, da sie nicht über einen eigenen Stoffwechsel verfügen. Wollte man mit einem Medikament die im Körper befindlichen Viren abtöten, müsste man gleichzeitig die vom Virus befallenen Zellen vernichten und dem Körper Schaden zufügen. Zudem besitzen Viren meistens keine Zellmembran – auch die Hülle der Herpesviren verschmilzt beim Eindringen in die Körperzelle mit der Wand der Zelle. Medikamente, die erfolgreich gegen Bakterien eingesetzt werden, weil sie die Zellwand des Bakteriums zerstören, haben daher auf Viren keinerlei Wirkung. Auch Medikamente, die auf den Stoffwechsel von Bakterien Einfluss nehmen und sie dadurch unschädlich machen, fügen den Viren keinen Schaden zu, denn sie besitzen ja keinen eigenen Stoffwechsel.

All diese Faktoren erschweren das Auffinden von wirkungsvollen Medikamenten gegen Viren – das ist auch der Grund, warum Virusinfektionen in der Regel schwerer zu behandeln sind als bakterielle Infektionen.

Wirkstoffe, die Viren abtöten könnten, vernichten oft auch die Wirtszelle. Es ist schwierig, Wirkstoffe zu finden, die dies nicht tun.

Gibt es Wirkstoffe gegen Herpesviren?

Gegen Herpesinfektionen stehen allerdings Medikamente zur Verfügung, die die Vermehrung der Viren stoppen: unter anderem die Wirkstoffe Aciclovir, Valaciclovir, Famciclovir und Brivudin. Diese Wirkstoffe werden durch ein Enzym namens Herpes-Thymidin-Kinase in energiereichere Verbindungen umgewandelt und so in das Erbmaterial der Viren eingebaut, dass eine weitere Virusvermehrung nicht möglich ist, d. h., die Viren werden an der Vervielfältigung ihrer Erbinformationen gehindert. Es entstehen weniger neue Viren. Allerdings töten die Wirkstoffe schon im Körper befindliche ruhende Viren nicht ab – die Krankheit kann also dennoch später wieder ausbrechen.

Mittel gegen Herpesviren machen leider nicht alle Viren unschädlich, sodass es trotz der Einnahme immer wieder zu einem Herpesrezidiv kommen kann.

Die Infektion nimmt bei Einnahme der genannten Mittel einen leichteren Verlauf und dauert in der Regel auch nicht so lange an. Zu Herpesrezidiven kann es zudem dennoch kommen, denn schließlich hindert das Medikament die noch im Körper befindlichen Viren nicht an ihrer Wanderung aus den Nervenknoten, wo sie sich vor dem Immunsystem verborgen hielten. Die Häufigkeit von Herpesrezidiven kann jedoch durch die tägliche Einnahme der Wirkstoffe verringert werden. Allerdings empfiehlt sich eine langfristige Behandlung nur in Ausnahmefällen, denn schließlich können Medikamente immer auch unerwünschte Wirkungen nach sich ziehen.

Resistente Viren

Leider gibt es auch unter den Herpesviren Stämme, die gegen bestimmte Wirkstoffe unempfindlich, das heißt resistent geworden sind. Beispielsweise wurden bei Aidspatienten schon Herpesstämme gefunden, die gegen Aciclovir resistent sind. Eine Resistenz entsteht in der Regel dadurch, dass sich bei der Vervielfältigung des viralen Erbmaterials kleinere „Fehler" einschleichen – die Kopie des Erbmaterials entspricht nicht mehr 100-prozentig dem Original. Für das Virus kann eine solche Mutation von Vorteil sein, wenn sie sich der Wirkung eines gegen die Viren gerichteten Medikaments (eines Virostatikums) entziehen. Bei der Vervielfältigung der Viren wird dieser „Fehler" im Erbmaterial weitergegeben.

Wie sieht es mit Impfungen gegen Herpesviren aus?

Gegen eine Reihe viraler Infektionen stehen Impfungen zur Verfügung, die den jeweiligen Erkrankungen vorbeugen. Bei einer Impfung werden dem Patienten abgeschwächte oder abgetötete Krankheitserreger injiziert, damit das Immunsystem Gelegenheit bekommt, sich mit dem Erreger auseinander zu setzen und Antikörper zu bilden. Zum Ausbruch der Krankheit kommt es jedoch nicht. Bei erneutem Kontakt mit dem Krankheitskeim kann das Immunsystem nun ganz rasch reagieren und Antikörper zur Verfügung stellen, sodass die Erkrankung nicht ausbricht – der Patient wurde durch die Impfung immun gegen die jeweilige Krankheit. Eine solche Impfung – möglichst schon im Kindesalter – wäre also auch ideal, um einer Infektion mit Herpesviren vorzubeugen.

Leider wurden gegen die Herpes-simplex-Viren bislang jedoch noch keine passenden Impfstoffe gefunden, obwohl fieberhaft daran gearbeitet wird. Zur Vorbeugung der Windpocken gibt es allerdings eine Impfung, die jedoch nicht generell empfohlen wird. Denn in der Regel verlaufen die Windpocken harmlos. Zudem ist bis jetzt noch nicht klar, ob durch die Impfung mit einer abgeschwächten „Version" des Varizella-zoster-Virus nicht vielleicht Viren in die Nervenknoten gelangen, die später die Gürtelrose auslösen können. Möglicherweise gelangt so durch die Impfung ein Virus in den Körper, mit dem der Impfling sonst gar nicht in Kontakt gekommen wäre und das später eine schwerere Erkrankung als die Windpocken auslöst.

Die Behandlung von Herpes labialis

Welche Behandlung beim Lippenherpes gewählt wird, ist abhängig von der Schwere der Infektion. In leichten Fällen ist eine Behandlung mit Virostatika oft nicht notwendig. Vielfach reicht es schon aus, wenn der Lippenbezirk, in dem die Bläschen auftreten, weitgehend trocken gehalten wird. Er kann zudem mit Salben eingerieben werden, die zur Austrocknung der Bläschen beitragen (etwa Zinksalben). Den Rest besorgt das Immunsystem, das die effektivsten Waffen gegen die Herpesviren besitzt.

Viele Betroffene empfinden den Lippenherpes jedoch als so unangenehm, dass sie bereits bei den ersten „Vorboten" (Juckreiz, Kribbeln) zu einer Salbe greifen, die die Wirkstoffe Aciclovir, Famciclovir oder Foscarnet enthält. Diese Salben (zum Beispiel Zovirax, Vectavir oder Triapten) sind rezeptfrei in der Apotheke erhältlich und werden bei den ersten Anzeichen eines Herpesrezidivs einfach auf die betroffenen Stellen aufgetragen. Sie

Gegen Juckreiz und Kribbeln helfen einige Salben, die man rezeptfrei in der Apotheke bekommen kann.

Bei Komplikationen werden Virostatika in Tablettenform oder intravenös verabreicht.

sorgen dafür, dass die Krankheit einen milderen Verlauf nimmt.

In schwereren Fällen kommt man nicht umhin, ein Virostatikum über mehrere Tage einzunehmen. Über die Dauer der Behandlung und die Dosierung entscheidet natürlich der Arzt, der in jedem Fall aufgesucht werden muss.

Bei Komplikationen kommt auch die intravenöse Gabe von Virostatika infrage. Sie ist vor allem bei einem Virusbefall des Gehirns sowie bei einer Herpesinfektion, die Neugeborene betrifft, angezeigt, denn die Virostatika sind in der Regel wirksamer, wenn sie injiziert werden. Bei einer Herpesinfektion des Auges werden Virostatika direkt auf die Bindehaut gegeben.

Bei Personen mit einem stark geschwächten Immunsystem (zum Beispiel Aidspatienten, Transplantierte) kann auch eine Dauerprophylaxe mit Virostatika notwendig werden, um eine gegebenenfalls lebensgefährliche Herpesinfektion zu verhindern bzw. ihren Verlauf abzumildern. Sie müssen die virushemmenden Medikamente täglich einnehmen.

Zur Herpesbehandlung stehen verschiedene Wirkstoffe zur Auswahl – der bekannteste ist das Aciclovir (Handelsname Zovirax). Wirksamer als Aciclovir ist jedoch sein Nachfolger Valaciclovir (Handelsname Valtrex). Es hat sich gezeigt, dass Valaciclovir vom Körper besser aufgenommen wird als Aciclovir und deshalb besser und rascher gegen die Viren vorgeht. Allerdings sollte das Mittel beim Lippenherpes nur im Fall von Komplikationen eingesetzt werden. Weitere Wirkstoffe, die alternativ eingesetzt werden können, sind Famciclovir (Famvir) und Brivudin (Helpin). Bei Herpesstämmen, die gegen Aciclovir resistent sind, hat sich der Einsatz von Foscarnet (Foscavir) bewährt).

Vorbeugung von Sekundärinfektionen

Beim Herpes labialis besteht immer die Gefahr, dass sich andere Krankheitserreger auf den vorgeschädigten Hautpartien ansiedeln und es zu einer Zweitinfektion kommt, die zusätzliche gesundheitliche Probleme macht. Aus diesem Grund verschreiben viele Ärzte bei einer drohenden Sekundärinfektion entweder antibiotische Cremes (zum Beispiel Gentamycin-Creme oder Fucidine-Creme) oder aber jodhaltige Lösungen zum Auftragen (zum Beispiel Betaisodona oder Braunovidon). Auch andere antimikrobielle Wirkstoffe werden eingesetzt. Sinnvoll ist es zudem, den Mund mit Kamilleextrakten (zum Beispiel Kamillosan) auszuspülen.

Hilfe bei Herpes genitalis

Eine Herpesinfektion, die den Genitalbereich betrifft, gehört stets in die Behandlung des Arztes, schon allein aus dem Grund, weil das Herpes-simplex-Virus Typ II aggressiver ist und Herpesrezidive häufiger auftreten als bei einer Infektion mit HSV I. Die Behandlung gestaltet sich im Übrigen ähnlich wie beim Lippenherpes, allerdings sollten immer Virostatika eingesetzt werden, um den Verlauf der Herpesinfektion abzumildern. Eine Warnung jedoch noch vorweg: Während Schwangerschaft und Stillzeit sollten Virostatika stets nur auf Anweisung des Arztes angewandt werden – das gilt auch für Salben, die rezeptfrei in der Apotheke erhältlich sind.

Bei Herpes genitalis – insbesondere in schweren Fällen – bietet es sich heute häufig an, statt des Aciclovirs das wirksamere Valaciclovir einzusetzen, denn der Wirkstoff kann entsprechend niedriger dosiert werden. Wer jedoch bislang mit Aciclovir gute Erfahrungen gemacht hat, muss nicht zwingend auf Valaciclovir umsteigen.

Für Personen, die häufig unter Herpesrezidiven leiden, und natürlich für Menschen mit stark eingeschränkter Immunabwehr empfiehlt sich die langfristige tägliche Gabe eines Virostatikums. Studien haben ergeben, dass durch eine Dauerprophylaxe die Zahl der Rezidive verringert werden kann. Eine komplette Heilung darf sich allerdings niemand von den Medikamenten versprechen.

Auch bei Herpes genitalis gilt es, Sekundärinfektionen zu vermeiden. Zu diesem Zweck werden vom Arzt oft ebenfalls antibiotische Cremes verordnet.

Müssen Windpocken behandelt werden?

Im Normalfall beschränkt sich die Behandlung der Windpocken darauf, den Juckreiz zu lindern und bakterielle Zweitinfektionen der Haut zu vermeiden. Die Gabe von Medikamenten ist in der Regel nicht notwendig – es sei denn, der Juckreiz ist sehr quälend oder das Fieber steigt stark an. Dann können juckreizlindernde Salben und fiebersenkende Mittel (etwa Paracetamol) eingesetzt werden.

Oft können jedoch bereits Hausmittel den Juckreiz lindern. Am besten geeignet sind lauwarme Bäder oder Waschungen. Die tägliche Waschung der Haut sollte bei Windpocken sowieso zur Routine gehören, um die Besiedlung mit anderen

Meistens ist es bei den Windpocken ausreichend, den Juckreiz zu lindern. Medikamente müssen nur selten eingenommen werden.

Auf die Hygiene ist bei den Windpocken unbedingt zu achten, damit es nicht zu einer Zweitinfektion der vorgeschädigten Haut kommt.

Krankheitserregern so weit wie möglich zu verhindern. Damit die Bläschen nicht aufgekratzt werden und andere Krankheitskeime in die Haut eindringen, empfiehlt es sich zudem, die Fingernägel so kurz wie möglich zu schneiden. Selbstverständlich sollten die Hände zudem häufig gewaschen werden. Die Kleidung des Kranken sollte möglichst locker sitzen und häufiger gewechselt werden. Beim Kämmen der Haare ist darauf zu achten, dass die Bläschen auf der Kopfhaut nicht aufgekratzt werden.

Die oben genannte Behandlung ist bei Personen mit stark geschwächtem Immunsystem selbstverständlich nicht ausreichend, da die Windpocken bei ihnen einen sehr schweren, zum Teil lebensgefährlichen Verlauf nehmen können. Sie erhalten bei bereits ausgebrochener Krankheit ein Virostatikum – bevorzugt Aciclovir –, um den Verlauf der Infektion abzumildern.

Als Schutz vor einer Windpockeninfektion bietet sich für immungeschwächte Patienten zudem die Impfung mit dem abgeschwächten Windpockenvirus an. Sie ist in der Regel gut verträglich.

Neugeborenen, deren Mutter fünf Tage vor der Entbindung bzw. bis zu 48 Stunden nach der Geburt an Windpocken erkrankt ist, werden Antikörper gegen die Windpocken injiziert, die aus dem Blut anderer Patienten gewonnen wurden. Diese bieten den Neugeborenen Schutz vor einer möglicherweise lebensbedrohlichen Infektion. Die Injektion von Antikörpern wird als passive Immunisierung bezeichnet. Sie kommt auch für Schwangere infrage, die Kontakt zu an Windpocken erkrankten Personen hatten.

Was hilft bei Gürtelrose?

Die Behandlung der Gürtelrose (Herpes zoster) erfolgt zweigleisig: Einerseits wird mit Virostatika gegen die Viren vorgegangen, andererseits müssen die oft sehr starken Schmerzen gelindert werden. Die Medikamente der Wahl gegen die Vermehrung der Herpesviren sind Aciclovir (Zovirax), Valaciclovir (Valtrex), Famciclovir (Famvir) und Brivudin, die in der Regel in Tablettenform verabreicht werden. Die Dosis bestimmt der Arzt. Bei Personen mit stark eingeschränkter Immunabwehr wird Aciclovir jedoch intravenös verabreicht, da dies die Wirksamkeit des Medikaments erhöht.

Gegen die Schmerzen müssen meistens starke Schmerzmittel (Analgetika) eingenommen werden, zum

Beispiel der Wirkstoff Tramadol (Handelsname Tramal). In manchen Fällen ist auch die Gabe von Beruhigungsmitteln, die eine dämpfende Wirkung auf das zentrale Nervensystem haben (so genannte Sedativa), oder von betäubenden Medikamenten (Narkotika) angezeigt.

Die Hautpartien, die von der Gürtelrose betroffen sind, dürfen nicht gewaschen werden – sie müssen möglichst trocken gehalten werden, damit der Bläschenausschlag rascher abheilt. Aus diesem Grund wird die Haut im Regelfall mit Mitteln behandelt, die sowohl eine austrocknende als auch eine desinfizierende Wirkung besitzen (zum Beispiel Zinksalbe oder Betaisodona). Dadurch soll gleichzeitig auch eine Sekundärinfektion durch andere Krankheitserreger vermieden werden. Droht eine bakterielle Infektion des Ausschlags oder ist sie bereits eingetreten, muss er zudem mit antibiotikahaltigen Cremes behandelt werden.

Es kann unter Umständen auch sinnvoll sein, über die aufgetragenen Medikamente einen leichten Verband anzulegen, der die befallene Hautpartie abdeckt. Einerseits lindert ein solcher Verband den Juckreiz, andererseits hindert er die Patienten daran, den Bläschenausschlag zu berühren, und verhindert dadurch die Weiterverbreitung von Herpesviren auf andere, bislang nicht befallene Hautbezirke. Viele Patienten berichten darüber, dass ihnen Wärme gegen die starken Schmerzen geholfen hat.

Oft lindert Wärme (zum Beispiel warme Umschläge oder Auflagen) die Schmerzen bei Gürtelrose.

Wichtig ist auch die Hygiene – nach Berührung des Bläschenausschlags sollten die Hände sofort gewaschen bzw. desinfiziert werden. Personen, die noch keine Windpockenerkrankung durchgemacht haben, sollten sich von Gürtelrose-Patienten möglichst fern halten, denn das Varizella-zoster-Virus kann bei ihnen – wenn auch selten – die Windpocken hervorrufen.

Es versteht sich von selbst, dass sich die Patienten während der Erkrankung schonen. Viele Betroffene sind wegen der starken Schmerzen auch sehr beeinträchtigt.

Was tun gegen die postzosterische Neuralgie?

Auch nach überstandener Erkrankung leiden viele Patienten noch unter starken Nervenschmerzen. Gegen diese postzosterische Neuralgie verordnet der Arzt Schmerzmittel. Begonnen wird die Therapie in der Regel mit leichten Analgetika wie Acetylsalicylsäure (Aspirin) oder Paracetamol. Zeigen diese keine oder nur eine unzureichende Wirkung, muss zumindest übergangsweise auf starke

Welches Medikament gegen bleibende Nervenschmerzen nach überstandener Gürtelrose eingesetzt wird, sollte immer der Arzt entscheiden.

Schmerzmittel wie Tramadol (Tramal) zurückgegriffen werden. Auch Antidepressiva wie Amitryptilin und Antiepileptika (Carbamezepin) tragen dazu bei, die Schmerzen zu lindern. Eventuell muss auch die Injektion eines lokal wirksamen Betäubungsmittels, eines Lokalanästhetikums, in die betroffenen Ganglien in Erwägung gezogen werden. Die Behandlung der postzosterischen Neuralgie gehört immer in die Hand des Arztes, denn eine Überdosierung auch leichter, frei verkäuflicher Schmerzmittel kann unter Umständen schwere Nebenwirkungen (zum Beispiel Leberschäden bei der Überdosierung von Paracetamol) nach sich ziehen.

Schmerzlindernd wirken auch Cremes, die ein Lokalanästhetikum enthalten und auf die schmerzenden Bereiche aufgetragen werden. In manchen Fällen hilft auch 10-prozentiges Pfefferminzöl.

Als weitere Behandlungsmöglichkeit steht die so genannte transdermale elektrische Nervenstimulation zur Verfügung, wobei Elektroden im Bereich des betroffenen Nervs auf der Haut positioniert werden. Mithilfe leichter Stromstöße kann in manchen Fällen die Schmerzleitung unterbrochen werden.

Bei lang anhaltenden postzosterischen Neuralgien, die eine große Belastung für den Betroffenen darstellen, kommt zusätzlich auch eine Psychotherapie infrage. Den Patienten werden Wege aufgezeigt, mit den Schmerzen besser fertig zu werden. Sinnvoll kann es auch sein, sich an eine Selbsthilfeorganisation wie die Deutsche Schmerzliga zu wenden. Möglicherweise existiert ja eine Selbsthilfegruppe in der Nähe des Wohnorts. Dort finden von chronischen Schmerzen Betroffene Unterstützung und erhalten zusätzliche Informationen, wie sie die Schmerzen bewältigen können.

Medikamente im Überblick

Die wichtigsten Medikamente zur Behandlung von Herpesinfektionen sind Aciclovir (Zovirax) und die Weiterentwicklung Valaciclovir (Valtrex), darüber hinaus auch Famvir und Brivudin. In der Regel werden diese Wirkstoffe bei schwereren Erkrankungen in Tablettenform eingenommen. Es gibt jedoch auch rezeptfreie Cremes, die Aciclovir, Famciclovir oder Foscarnet enthalten und bei den ersten Vorboten des Lippenherpes auf die Lippen aufgetragen werden. Zudem kann Aciclovir bei schweren Herpesinfektionen intravenös verabreicht werden. Aciclovir wird in der

Regel recht gut vertragen. Allerdings kann es – wie bei allen wirksamen Medikamenten – zu unerwünschten Nebenwirkungen kommen. Dazu gehören im Einzelfall Hautausschläge, die nach Absetzen des Mittels zurückgehen, Magen- und Darmprobleme (Erbrechen, Durchfall, Übelkeit) und Bauchschmerzen. Sehr selten treten Atembeschwerden, Müdigkeit, Kopfschmerzen, Schwindelgefühle oder Verwirrtheitszustände auf. Es gibt einige Fälle, in denen Aciclovir nicht oder nur nach vorheriger Absprache mit dem Arzt angewendet werden darf.

In der Schwangerschaft sollte möglichst auf die Anwendung von Aciclovir verzichtet werden, es sei denn, der Nutzen übersteigt die Risiken für das ungeborene Kind. Auch in der Stillzeit darf Aciclovir nicht genommen werden, da Rückstände des Wirkstoffs in der Muttermilch nachgewiesen werden konnten. Gegebenenfalls muss die Mutter mit dem Stillen aufhören, um eine Therapie mit Aciclovir durchführen zu können. Bei einer bekannten Überempfindlichkeit gegen den Wirkstoff sowie bei eingeschränkter Nierenfunktion darf der Wirkstoff Aciclovir ebenfalls nicht eingesetzt werden.

Valaciclovir (Valtrex) ist eine Weiterentwicklung des Wirkstoffs Aciclovir und noch relativ neu auf dem Markt. Es hat sich als wesentlich wirksamer bei der Behandlung von Herpesinfektionen erwiesen als Aciclovir. Das Medikament ist nur auf Rezept erhältlich und wird in Tablettenform eingenommen. Zu den beobachteten Nebenwirkungen gehören Kopfschmerzen und Übelkeit sowie Bauchweh, Erbrechen und Durchfall. Selten wurden Atemschwierigkeiten, Verwirrtheitszustände und Müdigkeit festgestellt. Genau wie Aciclovir sollte Valaciclovir in der Schwangerschaft nur in Einzelfällen genommen werden. Auch während der Stillzeit und bei eingeschränkter Nierenfunktion sowie einer Überempfindlichkeit gegen den Wirkstoff verbietet sich die Anwendung von Valaciclovir.

Als weitere Virostatika stehen die Wirkstoffe Famciclovir und Brivudin (wirkungslos bei Herpes genitalis) zur Verfügung. Der Wirkstoff Foscarnet kann bei Herpesstämmen, die gegen Aciclovir resistent sind, gegeben werden.

Valaciclovir (Valtrex) ist eine Weiterentwicklung des bewährten Wirkstoffes Aciclovir. Dadurch braucht man Valaciclovir bei gleichen Therapieresultaten am Tage weniger oft einzunehmen als Aciclovir.

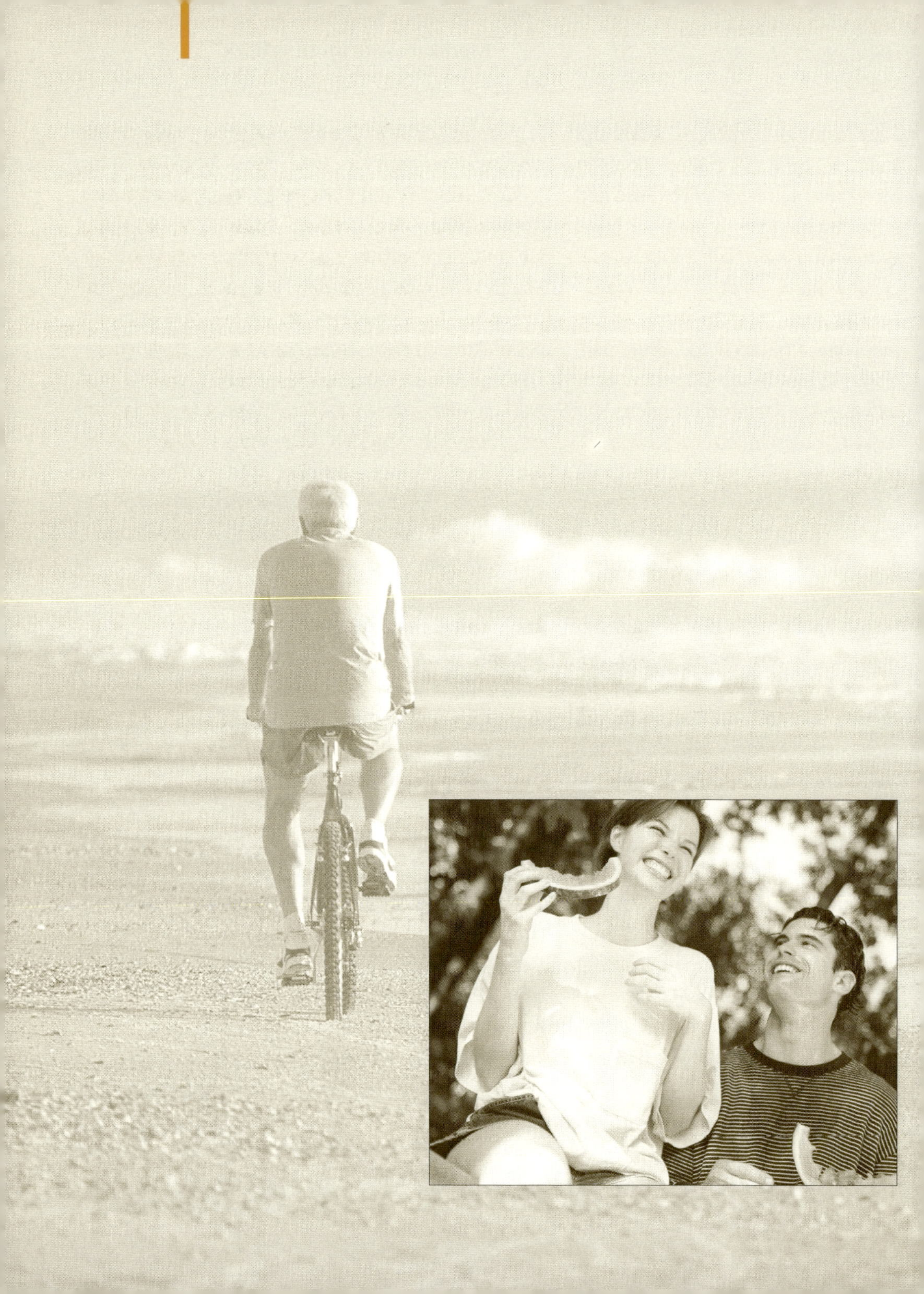

Selbsthilfe bei Herpes

Wenn Sie häufig unter Herpesrezidiven leiden, fragen Sie sich bestimmt, ob Sie selbst etwas gegen den erneuten Ausbruch der Infektion tun können bzw. ob es Möglichkeiten gibt, die Krankheit auf andere Weise als mit Medikamenten zu behandeln.

Der beste Schutz gegen Herpesrezidive ist sicher ein intaktes Immunsystem, denn es verringert die Gefahr, dass die Viren reaktiviert werden. Zudem sollte man versuchen, eine Reinfektion mit dem Herpesvirus zu vermeiden. In eingeschränktem Maß ist bei leichten Herpesinfektionen auch eine Selbstbehandlung möglich. Besonders wichtig ist es natürlich, Schmier- und Sekundärinfektionen zu vermeiden.

Auf den folgenden Seiten erfahren Sie, wie Sie sich am besten vor der Ansteckung mit Herpesviren und vor Reinfektionen sowie Komplikationen schützen und wie Sie Ihr Immunsystem stärken können, damit es nicht oder zumindest seltener zu Herpesrezidiven kommt oder diese einen leichteren Verlauf nehmen.

Die Gürtelrose-Patienten erhalten Tipps, wie sie besser mit der Krankheit fertig werden und die Schmerzen lindern können.

Kann man sich vor Herpesinfektionen schützen?

Einen sicheren Schutz vor der Ansteckung mit Herpesviren würde nur eine Impfung bieten und die gibt es bislang (mit Ausnahme der Windpockenschutzimpfung) nicht. Es ist leider auch nicht möglich, einer Infektion völlig aus dem Weg zu gehen, selbst wenn man keinen direkten Körperkontakt zu Patienten mit einer akuten Herpesinfektion hat. Schließlich gibt es auch Menschen, bei denen eine Herpesinfektion ohne äußerliche Symptome verläuft, die aber dennoch Überträger des Virus sein können, sodass die Ansteckung unbemerkt geschieht. Dennoch kann man einiges tun, um das Risiko einer Herpesinfektion bzw. einer Reinfektion zu minimieren.

Es lässt sich leider nicht immer vermeiden, dass es zu einem Herpesrezidiv kommt.

Das Beste, was Sie machen können, ist, keinen direkten körperlichen Kontakt mit Patienten aufzunehmen, die unter akutem Herpes leiden. Das heißt selbstverständlich nicht, die betroffene Person zu meiden wie der Teufel das Weihwasser – es wäre auch nicht im Sinne der an Herpes Erkrankten, wenn man sie wie Aussätzige behandelte. Es gibt jedoch ein paar wichtige Verhaltensregeln, die dazu beitragen, sich vor Ansteckung zu schützen: Zeigen sich Bläschen auf der Haut des Infizierten oder merkt er, dass der Herpes wieder ausbrechen will, sollten Sie den Patienten (bei Lippenherpes) nicht küssen oder (bei genitalem Herpes) nicht mit ihm schlafen. Erst wenn die Bläschen vollständig abgeheilt sind, können Sie davon ausgehen, dass die Gefahr der Ansteckung wesentlich geringer ist. Dass jemand, der an Lippenherpes leidet, auf Sexualpraktiken wie den Oralverkehr verzichtet, versteht sich von selbst. Schließlich kann das Herpes-simplex-Virus vom Typ I auch auf die Geschlechtsteile übertragen werden.

Hygiene ist sowohl für die von Herpes Betroffenen als auch für alle, die mit ihnen in Kontakt kommen, wichtig.

Waschen Sie sich am besten bald die Hände, nachdem Sie einem mit Lippenherpes Infizierten die Hand gegeben haben – möglicherweise befinden sich Viren an den Händen des Erkrankten, weil er die Bläschen mit den Fingern berührt hat. Als Herpesinfizierter nehmen Sie bitte Rücksicht auf andere und verzichten während der akuten Phase der Infektion am besten auf Rituale wie das Händeschütteln oder die Umarmung zur Begrüßung, auch wenn Ihnen das unhöflich erscheint. Wenn Sie es den Personen, mit denen Sie in Kontakt stehen, erklären, bringt sicher jeder Verständnis für Ihr Verhalten auf.

Wer ein kleines Kind hat und unter akutem Herpes leidet, muss – so schwer es auch fällt – für die Dauer der akuten Erkrankung darauf verzichten, mit seinem Kind zu schmusen. Das Risiko der Ansteckung ist zu groß. Kleine Kinder dürfen auch die von Herpes betroffenen Stellen nicht mit den Fingern berühren – denn sie nehmen anschließend ihre Finger oft wieder in den Mund. Die nahezu unausweichliche Folge ist die Herpesinfektion des Kindes.

Da die Viren auch kurze Zeit außerhalb des Körpers überleben können, besteht ebenfalls die Gefahr einer Ansteckung, wenn man z. B. aus dem Glas eines akut an Lippenherpes Erkrankten trinkt. Aus diesem Grund sollte man auch die Benutzung weiterer Gegenstände vermeiden, die mit dem Mund des Infizierten in Kontakt gekommen sind. Dazu zählen unter anderem das Essbesteck, Lippenstifte oder die Zahnbürste. Eine Zahnbürste sollte nach überstandener Herpesinfektion zudem am besten gegen eine neue ausgetauscht werden. Eine elektrische Zahnbürste, die auch von anderen Familienmitgliedern (natürlich mit anderen Bürstenköpfen) verwendet wird, sollte ein Herpesinfizierter nach der Benutzung gründlich reinigen oder aber er verwendet während der Zeit der Infektion eine einfache Zahnbürste.

Auch das „Abbeißen“ vom Brot eines Herpesinfizierten ist selbstverständlich tabu – natürlich auch für kleine Kinder, die häufig gerade die Speisen probieren wollen, die ihre Eltern essen.

Wie Sie selbst Sekundär- und Schmierinfektionen vorbeugen

Die wichtigste Maßnahme, um Sekundärinfektionen der von Herpes betroffenen Hautstellen zu vermeiden, liegt darin, die Bläschen nicht mit den Händen zu berühren. An den Fingern befinden sich eigentlich immer Bakterien, die in die geschädigten Hautbezirke eindringen und Infektionen hervorrufen können. Machen Sie sich das bei einer Herpesinfektion der Lippen immer wieder klar, denn wie oft fassen wir uns tagtäglich unabsichtlich ins Gesicht und sei es nur, um den Kopf in den Händen abzustützen. Vor allem Raucher müssen Acht geben, denn es besteht immer die Gefahr, dass sie die Bläschen berühren. Besser wäre es allerdings, das Rauchen – zumindest während der Akuterkrankung – ganz sein zu lassen. Nehmen Sie während der Infektion auch keine Gegenstände (zum Beispiel Stifte) in den Mund bzw. berühren Sie damit die betroffenen Hautareale nicht. Denn viele Krankheitserreger können einige Zeit auf Gegenständen überleben und warten nur auf ihre Chance, in den Körper einzudringen.

Schmierinfektionen können ebenfalls gefährlich sein – denken Sie nur daran, was Herpesviren im Auge alles anrichten können! Deshalb gilt auch zur Vorbeugung von Schmierinfektionen, dass die Bläschen nicht berührt werden sollten, um die Herpesviren mit den Fingern nicht auf andere Bereiche des Körpers zu übertragen. Falls die Finger doch einmal zum Mundbereich „gewandert“ sind (und sei es nur im Schlaf), sollten die Hände sofort gewaschen, besser noch desinfiziert werden.

Fassen Sie die Bläschen niemals an, auch wenn sie jucken, brennen oder spannen!

Kontaktlinsenträger müssen besonders vorsichtig sein, denn aus Unachtsamkeit können doch einmal Viren an die Finger und beim Einsetzen oder Herausnehmen der Kontaktlinsen in die Augen gelangen. Am besten ist es, wenn sie während einer akuten Herpesinfektion statt der Kontaktlinsen eine Brille aufsetzen.

Im Großen und Ganzen gilt, dass die Betroffenen während der Erkrankung stärker als sonst auf die Hygiene achten sollten. Es ist besser, einmal zu oft die Hände zu waschen als einmal zu wenig und dadurch das Risiko einer Sekundär- oder Schmierinfektion einzugehen. Die eben genannten Maßnahmen zum Schutz vor weiteren Infektionen gelten im Übrigen auch für die Windpocken. Falls sich trotz aller Vorsicht neben den Beschwerden, den die Herpesbläschen verursachen, zusätzliche Krankheitszeichen (zum Beispiel eine Entzündung der vom Herpes betroffenen Hautstellen) zeigen, sollten Sie sofort den Arzt aufsuchen!

Den Ausbruch der Krankheit vermeiden

Zwar sind die Ursachen für Herpesrezidive bislang noch nicht bekannt, aber man kennt verschiedene Faktoren, die die Reaktivierung der Herpesviren begünstigen können. Diese Faktoren gilt es weitgehend zu meiden, um einen erneuten Ausbruch der Krankheit zu verhindern.

So sollten Betroffene darauf Acht geben, sich nicht zu starker Sonnenstrahlung oder Kälte auszusetzen. Wer seinen Urlaub in einem südlichen Land verbringt, muss ganz besonders vorsichtig sein. Sich der Mittagssonne auszusetzen ist selbstverständlich tabu, an den Strand sollte immer ein Schatten spendender Sonnenschirm mitgenommen werden und auch sonst ist der Aufenthalt im Schatten dem in der Sonne vorzuziehen. Auch ist es sinnvoll, auf die Lippen einen so genannten Sunblocker aufzutragen, der vor der UV-Strahlung der Sonne schützt. Nicht nur, dass durch diese Maßnahmen vermutlich die Reaktivierung der Herpesviren gehemmt wird, es ist ganz allgemein für die Haut gesünder, sich nicht der direkten Sonnenstrahlung auszusetzen. Zum Schutz vor Kälte sollten sich insbesondere Patienten mit Herpes genitalis im Winter oder bei scharfem Wind immer warm genug anziehen. Beim Wintersport sollten die Lippen mit einer Salbe oder Creme eingerieben werden, die sowohl einen hohen Sonnenschutzfaktor besitzt als auch vor Austrocknung schützt.

Versuchen Sie, Auslöser für Herpesrezidive zu erkennen und ihnen aus dem Weg zu gehen.

In manchen Fällen kommt es nach mechanischer Reizung der betroffenen Hautpartien zu Lippen- oder genitalem Herpes. Achten Sie deshalb verstärkt darauf, sich nicht auf die Lippen zu beißen oder sie zu häufig (vor allem bei großer Hitze oder Kälte) mit der Zunge zu befeuchten. Genitalherpes tritt manchmal nach zu langem oder zu heftigem Geschlechtsverkehr auf. Nun soll den Betroffenen natürlich nicht der Spaß verdorben werden, aber ein wenig vorsichtiger sollten sie beim Sex schon sein – vor allem wenn bekannt ist, dass sich der Herpes nach starker Reizung meist wieder bemerkbar macht.

Auch beruflicher oder privater Stress ruft häufig die Bläschen auf den Plan. Am besten wäre es natürlich, allzu großen Belastungen von vornherein aus dem Weg zu gehen, doch lässt sich Stress manchmal einfach nicht vermeiden. Wichtig ist es deshalb – im Übrigen nicht nur für Herpespatienten! –, den Stress durch sportliche Betätigung oder Entspannung abzubauen. Auf diese Weise kann man häufig auch in belastenden Situationen den Herpes unter Kontrolle halten.

Schrecksituationen und Ekelgefühle können ebenfalls Auslöser eines Herpesrezidivs sein. Leider kann man sich gegen Angst und Erschrecken nicht wappnen, aber starke Ekelgefühle kann man manchmal durchaus überwinden. Zunächst einmal muss man sich darüber klar werden, warum manche Situationen (zum Beispiel die Begegnung mit einem Patienten, der unter akutem Lippenherpes leidet), Gegenstände (etwa benutzte Gläser) oder auch Lebewesen (etwa Spinnen) Ekelgefühle hervorrufen. So ist es beispielsweise der Fettfilm auf einem Glas, der den Ekel auslöst, oder das Aussehen bzw. das Verhalten von Spinnen, das den Ekel bedingt. Im Anschluss kann man durch Konfrontation mit den „Ekelauslösern" versuchen, die Ekelgefühle und damit hoffentlich auch den Herpes besser unter Kontrolle zu bekommen.

Wer sich vor Spinnen ekelt, sollte ganz vorsichtig damit beginnen, sich die Tiere einmal näher anzuschauen. Dann kann man versuchen, in der Wohnung lebende Spinnen mit einem Glas einzufangen, das dann mit einem Bierdeckel verschlossen wird, damit die Spinne nicht hinauskann (selbstverständlich wird die Spinne danach – außerhalb der Wohnung – wieder freigelassen). Vielleicht gelingt es ja auch irgendwann, eine Spinne, ohne Ekelgefühle zu entwickeln, mit der Hand einzufangen.

Selbst grippalen Infekten, in deren Folge Herpes oft auftritt, kann man, wenn auch begrenzt, vorbeugen, indem man sein Immunsystem stärkt.

Versuchen Sie sich vor Erkältungen zu schützen!

Wie Sie sehen, kann man gegen manche „Herpesauslöser" durchaus etwas unternehmen, andere hingegen kann man leider nicht beeinflussen. Dazu gehören beispielsweise Verbrennungen, Verletzungen, Operationen, Narkosen, Menstruation und Schwangerschaft sowie andere körperliche Belastungen, die unvorhersehbar sind.

Wichtig: die Stärkung des Immunsystems

Wer über intakte Abwehrkräfte verfügt, leidet seltener unter Herpesrezidiven. Vermutlich hält das Immunsystem die im Körper befindlichen Herpesviren in Schach, sodass sie sich nicht aus ihrem Versteck „heraustrauen". Deshalb gilt für alle Herpespatienten die Devise, das Immunsystem zu stärken, um Rezidive zu verhindern bzw. die Häufigkeit ihres Auftretens zu verringern.

Ein ungesunder Lebensstil begünstigt das Wiederauftreten des Herpes.

Die meisten von uns schwächen ihr Immunsystem jedoch eher, als dass sie es stärken. Rauchen, Alkohol, anhaltender Stress, zu wenig Bewegung, ungesunde Ernährung und der Kontakt mit Schadstoffen aus der Umwelt gehören zu den wichtigsten Faktoren, die dazu beitragen, dass unsere Abwehrkräfte abnehmen und die Herpesviren leichteres Spiel haben. Es gibt jedoch eine Reihe von Möglichkeiten, auch ein angeschlagenes Immunsystem wieder zu kräftigen.

Die Ernährung spielt eine große Rolle

Damit unser Körper und damit auch unser Abwehrsystem richtig funktionieren kann, benötigt er eine Reihe verschiedener Vitalstoffe, die unter den Bezeichnungen Vitamine, Mineralstoffe und Spurenelemente bekannt sind. Auch die Nahrungshauptbestandteile Eiweiß, Kohlenhydrate und Fette spielen eine große Rolle. Vielen von uns ist jedoch das Gespür für die richtige Zusammensetzung der Nahrung abhanden gekommen. Wir ernähren uns zu fettreich, nehmen zu viele tierische und zu wenig pflanzliche Produkte zu uns und essen aus Bequemlichkeit lieber Fastfood und Fertiggerichte statt frisch zubereitete Speisen.

Eine ausgewogene Ernährung, die neben vielem anderen die Tätigkeit des Immunsystems unterstützt, sollte sich zu etwa 55 bis 60 % aus Kohlenhydraten (enthalten in den meisten pflanzlichen Nahrungsmitteln), zu etwa 30 % aus Fetten (davon zwei Drittel pflanzliche Fette) und zu zehn bis 15 % aus Eiweißen zusammensetzen. Damit stellt man gleichzeitig sicher, dass der Organismus all die Vitamine, Mineralstoffe und Spurenelemente erhält, die er benötigt. Das heißt im Klartext, dass wir häufiger auf Fleisch und Wurst verzichten sollten und stattdessen häufiger einmal eine vegetarische Mahlzeit einschieben oder Fisch essen. Es reicht völlig aus, drei- bis viermal die Woche zur Hauptmahlzeit Fleisch zu essen – und davon bitte auch nicht zu viel. 150 Gramm genügen völlig. Auch fettreiche Käsesorten sollten nicht zu oft auf dem Speiseplan stehen. Statt eine Scheibe Brot mit fettem Käse zu essen, bietet es sich an, hin und wieder auf einen Rohkostteller oder einen leckeren, vitaminreichen Salat auszuweichen. Als gesunde Zwischenmahlzeit eignen sich alle Obstsorten. Nudeln, Reis und andere Getreideprodukte wie Brot sowie Kartoffeln dürfen ruhig häufiger auf dem Speiseplan stehen. Sie sind zwar als Dickmacher verschrien, doch nicht sie führen zu überflüssigen Pfunden, sondern die dazu servierten fettreichen Soßen. Verzichten Sie weitgehend auf Fertiggerichte und bereiten Sie die Mahlzeiten aus frischen Zutaten zu. Achten Sie zudem darauf, Gemüse nur leicht anzudünsten, damit es möglichst viele Vitalstoffe behält. Wenn Sie diese Tipps beherzigen, tun Sie schon einiges zur Stärkung Ihres Immunsystems.

Genussgifte reduzieren!

Dass Rauchen und übermäßiger Alkoholkonsum für den Organismus schädlich ist, dürfte mittlerweile allgemein bekannt sein. Auch die Funktion des Immunsystems wird durch diese Genussgifte eingeschränkt, was manche Herpespatienten daran erkennen können, dass es bei ihnen nach einer Phase übermäßigen Alkoholkonsums oder gar schon nach einer durchzechten Nacht zu einem Herpesrezidiv kommt. Daher gilt für alle von Herpes Betroffene: Das Rauchen einstellen oder zumindest stark reduzieren und den Alkoholkonsum verringern. Es schadet zwar nicht, hin und wieder ein Gläschen Wein zu trinken, doch sollte es dann auch bei einem oder zwei Gläsern bleiben!

Falls Sie häufig Alkohol trinken, reduzieren Sie Ihren Alkoholkonsum!

Stress abbauen oder zumindest verringern

Personen, die unter häufig wiederkehrendem Herpes leiden, sollten darauf achten, dass sie ihrem Immunsystem nicht durch anhaltenden Stress zusätzlich schaden. Bei andauernder Belastung schaltet das Immunsystem seine Tätigkeit nämlich auf Sparflamme. Der Grund: Ein Teil der Energie, die normalerweise von den Immunzellen verbraucht wird, benötigt der Körper nun, um mit den Belastungen fertig zu werden. Allerdings ist es oft leichter gesagt als getan, Stress zu reduzieren. Schließlich kann man seinem Chef nicht einfach sagen, dass man eine Ruhepause braucht, wenn gerade dringende Arbeiten erledigt werden müssen. Auch eine junge Mutter kann schließlich nicht einfach ihr (womöglich schreiendes) Baby beiseite legen und damit aufhören, es zu versorgen. Genauso

Es gibt auch positiven Stress (ausgelöst etwa durch freudige Ereignisse wie eine Hochzeit). Dieser trägt in der Regel nicht zur Entstehung von Herpesrezidiven bei.

sieht es auch mit dem Stress aus, den seelische Belastungen verursachen: Bei einer Trennung vom langjährigen Partner z. B. kann man in der Regel nicht abschalten, genauso wenig bei quälenden finanziellen Problemen. Was also kann man tun?

Wenn es aus irgendwelchen Gründen nicht gelingt, den Stress zu verringern, sollte man ihn zumindest abbauen. Bei der Stressreaktion setzt der Körper Stoffe frei, die ihn in die Lage versetzen, für eine gewisse Zeit körperliche Höchstleistungen zu vollbringen. Dieser Mechanismus ist ein Erbe unserer Vorfahren, der Steinzeitmenschen. Sie mussten in zahlreichen Situationen blitzschnell reagieren, um zu überleben. Wenn sie z. B. von einem wilden Tier angegriffen wurden, versetzten die vom Körper produzierten Stoffe sie in die Lage, entweder zu fliehen oder zu kämpfen. Egal, ob sie vor dem wilden Tier wegrannten oder es mit ihm aufnahmen, die Stoffe, die bei uns die Stressreaktion auslösen, wurden bei ihrer „Tätigkeit" vom Organismus wieder abgebaut.

Bei uns sieht das leider etwas anders aus: Wir können einer belastenden Situation nur selten wegrennen, wir können uns zwar mit ihr auseinandersetzen, aber in der Regel setzen wir dabei nicht unseren Körper, sondern unseren Geist ein. Dadurch werden die vom Organismus bereitgestellten Stoffe aber leider nicht abgebaut, sie zirkulieren noch eine lange Zeit im Körper und sorgen unter anderem dafür, dass die Tätigkeit des Immunsystems eingeschränkt wird.

Es gibt jedoch auch für uns heute noch Möglichkeiten, den Stress abzubauen: durch Sport oder andere anstrengende körperliche Tätigkeiten oder aber durch Entspannung. Vielleicht haben Sie selbst schon einmal festgestellt, wie rasch der Stress von Ihnen abgefallen ist, wenn sie sich beim Sport verausgabt haben – selbst wenn sie sich erst einmal aufraffen mussten, um nach einem anstrengenden Tag noch körperlich aktiv zu werden. Sie werden sicherlich auch bemerkt haben, dass es Ihnen besser gegangen ist, als wenn Sie den ganzen Abend auf dem Sofa vor dem Fernseher verbracht hätten. Deshalb heißt die Devise: Werden Sie so oft wie möglich körperlich aktiv – egal, ob Sie sich für zügige Spaziergänge oder für eine schweißtreibende Sportart entscheiden.

Natürlich sollten Sie darauf achten, dass der Sport nicht auch noch in Stress ausartet. Überfordern Sie sich deshalb nicht, sondern achten Sie darauf, dass Ihnen die Bewegung in erster Linie Freude bereitet.

Auch aktive Entspannung trägt dazu bei, den Stress abzubauen. Wohlgemerkt: aktive Entspannung. Sich vor den Fernseher zu legen und sich berieseln zu lassen, mag Ihnen zwar entpannend vorkommen, der Stress wird dadurch in der Regel jedoch nicht oder nur in geringem Maße abgebaut. Unter aktiver Entspannung versteht man die Konzentration auf den eigenen Körper, um Ruhe und innere Ausgeglichenheit zu finden. Erreichen kann man diesen Zustand durch verschiedene Entspannungsmethoden, z. B. durch spezielle Atemtechniken, durch Yoga, autogenes Training, Tai Chi oder Meditation. Leider muss man eine solche Entspannungstechnik erst erlernen, bevor man sie richtig anwenden kann. Manche Entspannungstechniken sind relativ einfach zu erlernen (zum Beispiel. viele Atemtechniken) und es reicht aus, die Anleitung dazu aus einem Buch zu erhalten. Andere Entspannungsmethoden wie Yoga oder autogenes Training sollten zunächst unter fachlicher Anleitung erlernt werden, bevor man sie allein zu Hause durchführen kann. In jedem Fall ist es für Herpespatienten lohnenswert, zumindest eine der verschiedenen Techniken zur aktiven Entspannung zu erlernen, um Stress abzubauen und das Immunsystem zu stärken.

Natürlich gibt es auch noch andere Möglichkeiten sich zu entspannen. Vielfach kann ein heißes Bad mit einem gut duftenden Badezusatz einen wohligen, entspannten Zustand herbeiführen. Auch Musik beeinflusst unsere Psyche – es gibt beispielsweise CDs mit eigens komponierter Entspannungsmusik bzw. mit entspannend wirkenden Naturgeräuschen.

Schlafmangel – Gift für das Immunsystem

Haben auch Sie schon bemerkt, dass sie in Zeiten, in denen Sie schlecht oder zu wenig geschlafen haben, anfälliger für Krankheiten und damit auch für Herpesrezidive waren? Ja? Kein Wunder! Im Schlaf arbeitet unser Immunsystem nämlich auf Hochtouren – das kann man unter anderem daran feststellen, dass man etwa bei fieberhaften Infekten ein erhöhtes Schlafbedürfnis hat. Wenn also jemand die Bemerkung „Schlaf dich gesund" macht, sind diese Worte nicht einfach so dahingesagt, sondern haben einen ernsthaften Hintergrund. Zudem bauen wir auch im Schlaf eine gewisse Menge Stress ab, der unser Immunsystem negativ beeinflusst.

Achten Sie darauf, dass Sie nachts genügend Schlaf bekommen.

Versuchen Sie also, jede Nacht ausreichend Schlaf zu bekommen. Das Schlafbedürfnis jedoch ist von Mensch zu Mensch unterschiedlich.

Manche sind schon nach sechs Stunden wieder topfit, andere hingegen brauchen mindestens acht bis neun Stunden, um wieder richtig aktiv werden zu können. Wie viel Schlaf für Sie genau richtig ist, müssen Sie schon selbst herausfinden.

Stärken Sie Ihre Abwehrkräfte zusätzlich!

Neben den eben genannten Maßnahmen, die dazu beitragen, geschwächte Abwehrkräfte wieder auf „Vordermann“ zu bringen bzw. ein intaktes Immunsystem intakt zu halten, gibt es Möglichkeiten, unsere Körperabwehr noch stärker zu aktivieren, um dem Herpes noch besser Paroli bieten zu können. So sollten Sie mindestens einmal am Tag für eine halbe Stunde an die frische Luft gehen, egal ob die Sonne scheint, es regnet, stürmt oder schneit. Frische Luft tut allen Zellen des Organismus gut und wenn man warm genug eingepackt ist, härtet man seinen Körper durch den Aufenthalt an der Luft ab.

Wer seinen Körper abhärtet, ist weniger anfällig für Infektionen aller Art.

Selbst wenn Sie nur ungern kaltes Wasser an Ihren Körper lassen, gewöhnen Sie es sich doch einfach an, zum Abschluss des Duschens den Warmwasserhahn zu- und den Kaltwasserhahn aufzudrehen. Verwenden Sie zunächst lauwarmes und dann immer kälteres Wasser, bis Sie Ihre Dusche mit einem kalten Guss abschließen (allerdings nur, wenn Ihr Kreislauf stabil ist). Achten Sie darauf, zuerst die Beine und Arme kalt abzuduschen und dann mit der kalten Brause langsam den Körper hinaufzuwandern. Sie werden sehen: Ihre Abwehrkräfte werden es Ihnen danken! Außerdem werden Sie sich nach einer solchen Dusche wesentlich munterer und fitter fühlen als zuvor.

Auch Saunabesuche können wahre Wunder für Ihr Immunsystem bewirken – sie sind jedoch nur dann für Sie geeignet, wenn „Ihr“ Herpes nicht gerade durch Hitze oder Kälte zum „Erblühen“ gebracht wird und Ihr Kreislauf stabil ist. Vor allem in der nasskalten Jahreszeit können Sie durch den abrupten Wechsel von Heiß zu Kalt nicht nur Herpesrezidiven, sondern auch den zu dieser Zeit grassierenden Erkältungen zumindest in gewissem Maß vorbeugen.

Lippenherpes: Manchmal helfen Hausmittel

Verhindern können Hausmittel die Reaktivierung von Herpesviren leider nicht, aber in manchen Fällen können Sie den Verlauf der Krankheit abmildern bzw. die Akutphase, in der sich Bläschen zeigen und der Lippenherpes ansteckend ist, verkürzen. Ein Rat jedoch noch vorweg: Versuchen Sie bei eintretenden Komplikationen bitte nicht mit Hausmitteln an der Herpesinfektion „herumzudoktern", sondern suchen Sie den Arzt auf. Es könnte sonst sein, dass Sie bleibende Schäden zurückbehalten, nur weil Sie nicht rechtzeitig zum Arzt gegangen sind. Wenn Sie merken, dass ein Hausmittel die Krankheit noch verschlimmert, lassen Sie es bitte weg!

Manche Herpespatienten lindern ihre Beschwerden mithilfe von Kälte. Bereits wenn sie merken, dass der Lippenherpes im Anmarsch ist, kühlen sie die betreffenden Hautbezirke. Möglicherweise hilft Kälte ja auch Ihnen? Legen Sie bei den ersten Vorboten des Lippenherpes einen feuchten Waschlappen ins Eisfach des Kühlschranks (am besten in einer Plastiktüte, damit er nicht anklebt). Wenn sich die ersten Eiskristalle auf dem Waschlappen gebildet haben, nehmen Sie ihn heraus und legen ihn auf die Hautbezirke, die jucken, brennen oder kribbeln. Wenn der Waschlappen warm geworden ist, können Sie die Prozedur auch ruhig noch einmal wiederholen. Achten Sie jedoch darauf, dass es nicht zu einem Taubheitsgefühl in der betroffenen Mundregion kommt – das kann ein Anzeichen dafür sein, dass die Kälte Ihnen jetzt eher schadet als hilft. Möglicherweise besteht die Gefahr von leichten Erfrierungen.

Einige Betroffene schwören auch auf das Bestreichen der Herpesbläschen mit Zahnpasta. Diese hat einen leicht austrocknenden Effekt und sorgt deshalb wahrscheinlich bei manchen Patienten für ein schnelleres Abheilen der Herpesbläschen. Wenn Sie auch einmal ausprobieren wollen, ob Zahnpasta bei Ihnen wirkt, entnehmen Sie der Zahnpastatube eine kleine Menge und bestreichen Sie damit die vom Herpes betroffene Stelle. Lassen Sie die Zahnpasta eintrocknen und entfernen Sie die Reste anschließend mit kaltem Wasser. Eine Garantie, dass dieses „Hausmittel" hilft, gibt es allerdings nicht.

Achten Sie gut darauf, ob ein Hausmittel Ihre Erkrankung wirklich lindert. Falls es die Symptome verschlimmert, müssen Sie es weglassen.

Falls die Herpesbläschen im Mund auftreten, lohnen sich Spülungen mit Salbeitee aus der Apotheke. Die Inhaltsstoffe des Salbeis tragen dazu bei, Beschwerden zu lindern.

Herpes genitalis – Vorbeugung ist das A und O

Nehmen Sie Abstand davon, bei Herpes genitalis irgendwelche Hausmittel auszuprobieren, die Ihnen empfohlen wurden. Obskure Mittel, die Ihnen

Linderung oder sogar Heilung versprechen, könnten die Herpesinfektion noch verschlimmern. Der genitale Herpes gehört immer in die Behandlung des Arztes – schließlich muss er feststellen, wie weit sich die Infektion ausgebreitet hat und ob Komplikationen zu befürchten sind.

Zur Vorbeugung von Herpes genitalis gibt es nur eins: während der akuten Phase der Erkrankung auf sexuelle Kontakte verzichten.

Sie können aber dennoch etwas tun: Versuchen Sie dem Herpes vorzubeugen! Stärken Sie Ihr Immunsystem mit den auf den vorhergehenden Seiten beschriebenen Maßnahmen, wenn Sie häufiger unter Herpesrezidiven leiden. Und vor allem: Schützen Sie sich vor Re- und Schmierinfektionen. Bewahren Sie bitte auch Ihren Sexualpartner vor der Ansteckung!

Während der Dauer der akuten Infektion (und auch bereits während der Vorboten eines Herpesrezidivs) sollten Betroffene deshalb unbedingt auf Geschlechtsverkehr verzichten. Auch die Verwendung von Kondomen schützt nicht mit Sicherheit vor erneuter Ansteckung bzw. vor der Ansteckung des Partners. Schließlich kann der Herpes auch noch an anderen Stellen auftreten als direkt an den Geschlechtsteilen, zum Beispiel auf der umliegenden Haut. Damit kann man auch dann in Berührung kommen, wenn man ein Kondom benutzt. Verzichten Sie während der Infektion auch auf andere Sexualpraktiken wie Oralverkehr oder die gegenseitige Befriedigung mit der Hand. Herpes genitalis kann schließlich auch den Mundbereich befallen bzw. die Viren können über die Hände auf andere Körperregionen übertragen werden.

Auch wer einen neuen Partner kennen lernt und sich im „Rausch der Hormone“ befindet, darf ihm eine akute Herpes-genitalis-Infektion in keinem Fall verschweigen – selbst wenn es gerade in einer solchen Situation unangenehm ist, über diese Krankheit zu sprechen. Schließlich kann es für den Infizierten noch unangenehmer werden, wenn sich der neue Partner aus Unwissenheit mit der Krankheit infiziert. Denn wer kann schon einem Menschen weiterhin vertrauen, der einen anderen wissentlich mit einer äußerst unangenehmen Erkrankung ansteckt? Verzichten Sie also in einer solchen Situation lieber auf den Geschlechtsverkehr und reden Sie mit Ihrem Partner über die Herpesinfektion. Er wird es Ihnen danken!

Tipps für Gürtelrose-Patienten

Eine Gürtelrose gehört unbedingt in ärztliche Behandlung, denn mit Hausmitteln richtet man weder gegen den Ausschlag noch gegen die starken Schmerzen etwas aus.

Allerdings können Sie neben der Einnahme von Medikamenten durchaus selbst etwas tun, um die Schmerzen zu lindern bzw. dafür zu sorgen, dass sie nicht noch stärker werden. Achten Sie vor allem darauf, dass Sie die von der Gürtelrose betroffene Körperpartie warm halten. Kälte verschlimmert die Beschwerden nämlich noch zusätzlich, während Wärme vielen Linderung verschafft. Am besten ist es, wenn Sie sich während der akuten Erkrankung schonen. Ansonsten sollten Sie auf Ihr Immunsystem vertrauen, das nach einer gewissen Zeit schon mit den Varizella-zoster-Viren fertig wird. Besonders belastend sind natürlich postzosterische Neuralgien, insbesondere wenn die Schmerzen lang andauern oder immer wiederkehren. Auch die Behandlung dieser Schmerzen sollten Sie dem Arzt überlassen.

Wenn Medikamente allein nur eine unzureichende Linderung bringen und die Schmerzen Ihnen alle Lebensfreude rauben, sollten Sie darüber nachdenken, eine Psychotherapie mit dem Ziel der besseren Schmerzbewältigung durchzuführen. Sie können sich auch an eine Selbsthilfegruppe wenden (etwa an die Deutsche Schmerzliga in Frankfurt am Main), um im Erfahrungs-Austausch mit anderen von chronischen Schmerzen Betroffenen Wege zu finden, die Schmerzen besser zu bewältigen und Ihre Lebensqualität zu erhöhen.

Glossar

Aciclovir: Medikamentöser Wirkstoff, der die Vermehrung von Herpesviren hemmt

Brivudin: Medikamentöser Wirkstoff, der die Vermehrung von Herpesviren (außer Herpes genitalis Typ II) hemmt

Enzephalitis: Gehirnentzündung; eine der gefürchtetsten Komplikationen bei Herpesinfektionen

Famciclovir: Medikamentöser Wirkstoff, der die Vermehrung von Herpesviren hemmt

Gingivostomatitis: Entzündung des Zahnfleischs und der Mundschleimhaut

Hepatitis: Leberentzündung

Herpes genitalis: Auch genitaler Herpes; durch Viren hervorgerufener Bläschenausschlag in der Geschlechts- und Gesäßregion

Herpes labialis: Lippenherpes; durch Viren hervorgerufener Bläschenausschlag im Mundbereich

Herpes zoster: Auch Gürtelrose; einseitig auftretender, schmerzender Ausschlag, der oft am Brustkorb, am Bauch und im Gesicht vorkommt und durch Viren hervorgerufen wird

Herpes-simplex-Virus Typ I: Auch HSV I; Erreger des Lippenherpes, kann jedoch auch genitalen Herpes auslösen und auf alle anderen Bereiche des Körpers übertragen werden

Herpes-simplex-Virus Typ II: Auch HSV II; Erreger des genitalen Herpes, kann jedoch auch Lippenherpes auslösen und den gesamten Körper befallen

Meningitis: Hirnhautentzündung; kann im Einzelfall durch Herpesviren ausgelöst werden

Neuralgie, postzosterische: Nervenschmerzen, die nach überstandenem Herpes zoster noch lange, manchmal über Jahre, anhalten können

Pharyngitis: Rachenentzündung

Pneumonie: Lungenentzündung; kann durch Herpesviren hervorgerufen werden

Primärinfektion: Erstinfektion mit einem Krankheitserreger

Resistenz: Unempfindlichkeit von Krankheitserregern gegen bestimmte Medikamente

Rezidiv: Wiederausbruch einer Krankheit, nachdem sie bereits ausgeheilt war

Sekundärinfektion: Zweitinfektion eines bereits durch Krankheitserreger vorgeschädigten Organs durch andere Krankheitserreger

Trigger-Faktoren: Faktoren, die zwar für eine Krankheit nicht ursächlich sind, diese aber dennoch auslösen können (bei Herpes z. B. Kälte oder Sonneneinstrahlung)

Valaciclovir: Weiterentwicklung des medikamentösen Wirkstoffs Aciclovir, die die Vermehrung von Herpesviren noch wirksamer hemmt

Varizella-zoster-Virus: Krankheitserreger, der sowohl die Windpocken als auch die Gürtelrose auslöst

Viren: Krankheitserreger ohne eigenen Stoffwechsel, die zum Überleben und zur Vermehrung Wirtszellen benötigen

Virostatika: Medikamente, die zur Behandlung von Infektionen eingesetzt werden, die durch Viren ausgelöst wurden. Die Wirkstoffe töten die Viren allerdings nicht ab, sondern hindern sie entweder an ihrer Vermehrung oder am Eindringen in die Wirtszelle. Es gibt auch Virostatika, die dafür sorgen, dass die Wirtszelle Viren nicht freisetzen kann.

Zoster generalisatus: Schwere Form der Gürtelrose, bei der der gesamte Körper mit einem Bläschenausschlag übersät sein kann

Zoster ophthalmicus: Form der Gürtelrose, bei der ein zum Auge führender Nerv betroffen ist; kann unbehandelt zur Erblindung führen

Zoster oticus: Form der Gürtelrose, bei der ein zum Ohr führender Nerv betroffen ist. Unbehandelt besteht die Gefahr der Ertaubung.

Register

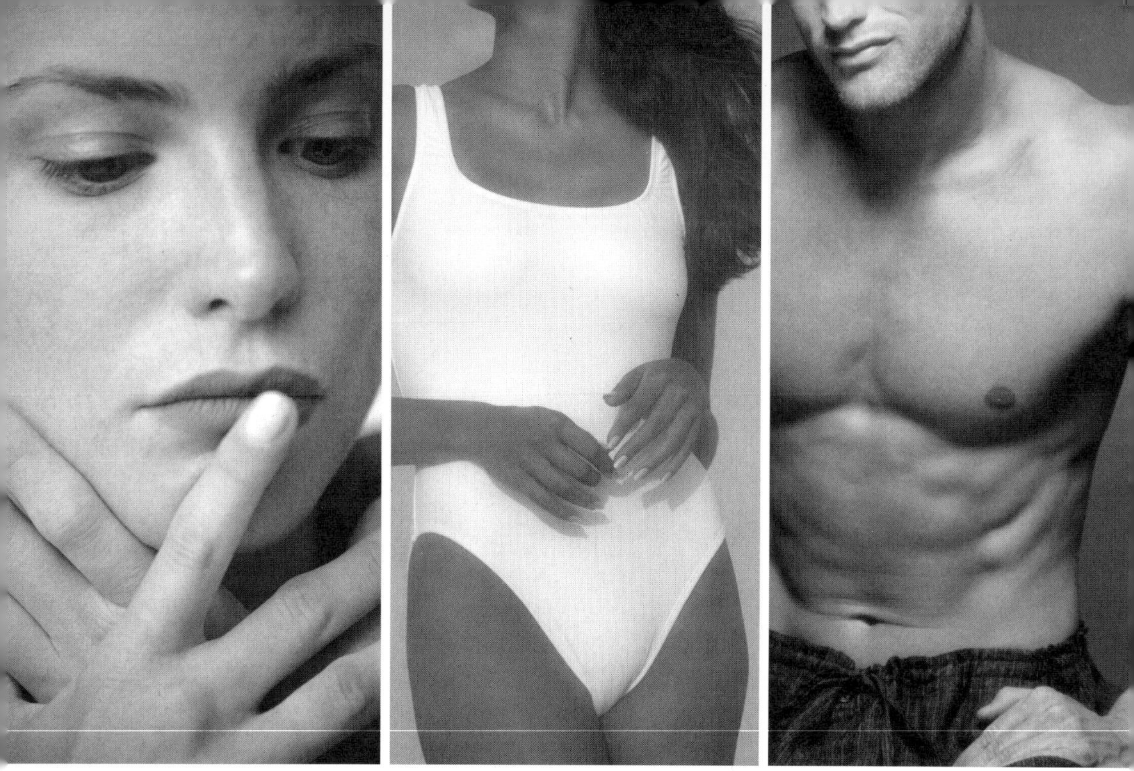